■ 中华医学健康科普工程 ■

子宫内膜癌 100 问

主 编 黄胡信 王 刚

中华医学电子音像出版社

CHINESE MEDICAL MULTIMEDIA PRESS

北 京

图书在版编目（CIP）数据

子宫内膜癌 100 问／黄胡信，王刚主编. —北京：中华医学电子音像出版社，2019.10

ISBN 978-7-83005-281-2

Ⅰ．①子… Ⅱ．①黄… ②王… Ⅲ．①子宫肿瘤–诊疗–问题解答 Ⅳ．①R737.33-44

中国版本图书馆 CIP 数据核字（2019）第 196487 号

网址：www.cma-cmc.com.cn（出版物查询、网上书店）

子宫内膜癌 100 问
ZIGONG NEIMOAI 100 WEN

主　　编：	黄胡信　王　刚
策划编辑：	史仲静　宫宇婷
责任编辑：	赵文羽　宫宇婷
校　　对：	张　娟
责任印刷：	李振坤
出版发行：	中华医学电子音像出版社
通信地址：	北京市西城区东河沿街 69 号中华医学会 610 室
邮　　编：	100052
E-mail：	cma-cmc@cma.org.cn
购书热线：	010-51322675
经　　销：	新华书店
印　　刷：	廊坊市团结印刷有限公司
开　　本：	850mm×1168mm　1/32
印　　张：	5.125
字　　数：	93 千字
版　　次：	2019 年 10 月第 1 版　2019 年 10 月第 1 次印刷
定　　价：	38.00 元

《子宫内膜癌 100 问》
编委会

主 编 简 介

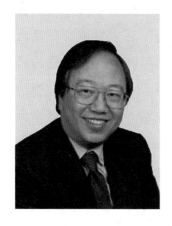

黄胡信（Felix Wong） 澳大利亚籍华人。1976年毕业于中国香港大学，并在英国、澳大利亚、新加坡等地接受毕业后深造，获得中国香港大学内外全科医学士学位、中国香港中文大学医学博士学位及新加坡大学妇产专科硕士学位；历任2所外科学院院士。擅长妇科肿瘤、内镜手术、妇女健康和医院管理。曾任澳大利亚新南威尔士大学妇产科教授，以及澳大利亚西悉尼大学、诺特丹姆大学，中国中山大学中山医学院、南方医科大学、山东省医学科学院、汕头大学、山东大学医学院、扬州大学医学院、首都医科大学、北京协和医学院等多所医学院校的客座教授或名誉教授；悉尼利物浦医院妇女卫生业务部医疗主任，以及多家母婴医院和儿童医院的名誉顾问；《中国微创外科杂志》《实用妇产科杂志》《中华妇产科杂志》、

Journal of Obstetrics and Gynaecology Reasearch、*Journal of Gynaecology and Minimully Invasive Therapy* 等杂志常务编委或编委。现任新南威尔士大学妇产科客座教授、世界华人医师协会妇产科医师分会副会长、中国及亚太地区微创妇科肿瘤协会（CA-AMIGO）主席及中国-澳大利亚-亚太地区微创妇科论坛创会主席。为每年举办 1 次的微创妇科论坛做出极大贡献，为亚太国家的医疗教育做出了巨大贡献，每年为亚太地区国家提供 10 余个供国外医师在澳大利亚深造的机会。近 25 年来，参加和组织了百余次医学会议，多次被邀请作为特邀会议讲者。2003 年获中国广东省外国专家局颁发的"广东友谊奖"，2005 年获 Evaluation Committee of Endoscopics Award 颁发的"内镜专家奖"和中华医学会妇产科学分会内镜学组颁发的"医疗大使奖"，2006 年获越南胡志明市人民委员会颁发的"胡志明市徽章奖"，2009 年获中国科学技术部和国家科学技术奖励办公室颁发的"恩德思医学科学技术杰出成就奖"，2017 年获中国医师协会妇产科医师分会颁发的"林巧稚杯"奖和亚太妇产科内镜及微创治疗协会（The Asia-Pacific Association for Gynecologic Endoscopy and Minimally Invasive Therapy，APAGE）颁发的"终身成就奖"，2018 年获欧洲妇科内镜学会颁发的"卓越贡献奖"。主编医学著作 4 部，发表论文 180 余篇。2010 年，他从澳大利亚回中国香港私人执业，依然大公无私地为年轻一代提供医学教育支持。

主编简介

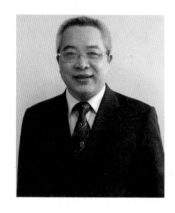

王　刚　2000年6月毕业于华西医科大学（现四川大学华西医学中心），获医学博士学位。同年进入中山医科大学（现中山大学中山医学院）临床医学博士后流动站，2002年11月出站后于佛山市第一人民医院妇产科工作至今。2004年8月至2005年1月赴澳大利亚新南威尔士大学利物浦医院进修。2011年11月与黄胡信教授共同倡导创立"中国及亚太地区微创妇科肿瘤协会（CA-AMIGO）"。擅长妇科肿瘤的诊治和妇科腔镜技术的应用，其中腹腔镜下宫颈癌根治术、子宫内膜癌分期手术、卵巢癌分期及肿瘤细胞减灭术、盆腔脏器脱垂重建手术等在妇产科界享有较高知名度，多次受邀在国际、国内学术会议上做专题讲座及手术演示。现任佛山市第一人民医院妇产科主任、腹腔镜培训中心主任、肿瘤妇科主任，中山大学硕士研究生导师，广东省临床重点专科（妇科）学科带头人，佛山市医学重点专科（妇产科）学科带头人；兼任 **CA-AMIGO** 副主席，国家卫生健康委员会内镜与微创医学全国医师定期考核专家委员会常务委员，中国医师协会妇产科医师分会常务委员，中国医师协会整合医师分会整合妇产医学专业委员会（学组）常务委员，中国医师协会整合医师分会整合盆底医学专业委员会（学组）常务委员，中国医师协会内镜医师分会妇科内镜专业委员会（学组）委员，中国医师协会微无创医学专业委员会委员，中国医师协会妇科肿瘤专业委员会副主任委员，中国妇产科学院能量分院及人文学院专家委员会委员，广东省医学会妇产科学分会常务委员兼妇科内镜学组副组长，广东省医师协会妇产科医师分会常务委员兼妇科肿瘤学组副组长，广东省医学会微创外科学分会副主任委员兼妇科学组组长，广东省抗癌协会妇科肿瘤专业委员会常务委员，广东省中西医结合学会妇科肿瘤专业委员会副主任委员，佛山市医学会妇产科学分会主任委员，佛山市医学会妇幼外科学分会副主任委员；同时担任《中国实用妇科与产科杂志》《中国微创外科杂志》常务编委及《中国计划生育和妇产科》《中国内镜杂志》《实用妇产科杂志》《妇产与遗传（电子版）》编委。主持或作为主要负责人参与国家自然科学基金、广东省自然科学基金、广东省科学技术厅和卫生厅基金、佛山市科学技术委员会和卫生局等多项科研项目。在国内外专业杂志上发表论文50余篇，其中SCI收录5篇；主编和参编著作10余部。曾获广东省科技进步奖、佛山市科技进步奖等奖项。

内 容 提 要

　　子宫是孕育胎儿和维持女性性别特征的重要器官。子宫内膜癌是起源于子宫腔内膜上皮的恶性肿瘤，也是女性生殖系统最常见的恶性肿瘤。近年来，子宫内膜癌的发病率越来越高，年轻患者的比例也越来越大，严重危害女性身心健康。为此，主编组织多位临床经验丰富的妇科肿瘤医师编写了本书，内容为100个关于子宫内膜癌特点和诊疗细节的问题，多是关注自身健康的女性朋友所关心的问题，同时又是子宫内膜癌患者及其家属亟待了解的问题。年轻的妇产科医师、护士及其他专业的医护人员通过本书可清楚地了解这些问题所包含的专业知识，不仅有利于日常工作的开展，也有利于与患者及其家属的沟通，还能更好地为大众提供通俗易懂的专业咨询和卫生保健知识。

序

黄胡信教授专于妇科肿瘤的防治和妇科微创手术技术，无论是在中国香港还是在澳大利亚工作，长期以来致力于国内及国际的学术交流与合作，他用卓越的智慧和拳拳爱国之心，尽其所能，为我国培养了大批优秀的妇产科中青年骨干，很多已成为我国妇产科专业发展的领军人才，王刚教授就是其中的佼佼者。

子宫内膜癌是女性常见的恶性肿瘤，是女性终身需要高度关注的健康问题，是妇产科医师执业过程中经常遇到的疾病。子宫内膜癌的发病特点决定了其可防可治的临床优势，故需要广大妇产科医务人员提高对子宫内膜癌临床特点的认识，做到早期诊断、早期治疗，而患者本人的防治意愿与常识决定了本病的临床进程。因此，子宫内膜癌的防治知识需要普及。读书，是最快、最经济的知识普及方式之一。

本书采用问答的方式展示了 100 个关于子宫内膜癌的相关问题，看似轻松，实际包含了子宫内膜癌的病理生理、临床特点、病因学、流行病学等相关内容，涉及子宫内膜癌与高血压、糖尿病等代谢紊乱性疾病的关系，以及子宫内膜癌的微创手术治疗、保留生育功能等敏感性话题，这些问题也是子宫内膜癌预防、筛查、诊断、治疗、预后改善的重点。"100 问"更加注重临床中实际遇到问题的解释和解决，阅读后场景感很强，无论对于医师还是患者，都具有很强的可操作性和可实现性。"100 问"将纷繁的临床问题条理化，让患者和医务人员时刻明晰子宫内膜癌预防和康复的方向。

本书的出版有助于提高妇产科医务人员对子宫内膜癌的诊疗水平，以及广大女性对子宫内膜癌的防治意识。

原首都医科大学附属北京朝阳医院妇产科主任

张震宇

前　言

　　子宫，是孕育胎儿和体现女性性别特征的重要器官。原发于子宫的恶性肿瘤主要包括子宫颈癌和子宫内膜癌，其发病率一直高居女性生殖道恶性肿瘤的前 2 位，也是引起女性死亡的常见和重要原因，严重危害女性的身心健康。

　　老百姓口中的"子宫癌"，通常指子宫内膜癌，起源于子宫腔的内膜上皮，对月经、生育等影响极大。近年来，子宫内膜癌的发病率越来越高，在发达国家已经超过子宫颈癌而跃居女性生殖道恶性肿瘤的第 1 位。由于生育理念和生活方式的改变，越来越多的年轻女性患病时甚至还没有完成生育计划，对健康、生活及家庭都危害极大，值得重视和关注，所以无论是专业的医护人员，还是普通的老百姓，都应对子宫内膜癌有所了解、有所警惕。特别是女性朋友们，日常生活中更需要关注与子宫内膜癌相关的症状和表现，一旦发现异常，如月经异常、异常阴道出血等症状，要及时咨询专业人士或到医院就诊。这样约 90% 的子宫内膜癌都可以在发病初期就被发现，此时不仅治疗相对简单，而且效果比较理想，一般预后良好。

　　本书虽为临床一线的专业医师编写，但限于医学专业的快速发展和编者水平有限，书中难免有不足或疏漏，恳请广大读者给予批评指正，以便再版时完善。

佛山市第一人民医院妇产科主任

王　刚

子宫内膜癌100问

目　录

子
宫
内
膜
癌
100
问

子宫内膜癌100问

第1章

认识子宫内膜癌

各位读者，你听说过"子宫内膜癌"吗？

也许你不是专业的医护人员，不知道子宫内膜癌的真实含义，但你一定听说过许多关于"子宫"的故事。

子宫，是女性体内的一个重要器官，是孕育人类每一个新生命的摇篮。十月怀胎，一朝分娩。每一个人都是在子宫内孕育 10 个月后才与母体分离的，所以说，子宫就是每一个人最初始的家园。顾名思义，子宫内膜癌一定与子宫相关！

关于子宫内膜癌，我们要先了解一下"癌症"是什么。虽然大多数人不明白癌症的真实含义，但从坊间流传，谈癌色变来看，大众对于癌症并不陌生，大致知道它是一种很危险的疾病。

的确，癌症是一种严重危害人类生命健康的疾病。目前，医学界对其还缺少足够有效的治疗方法。大众往往谈癌色变，将其称之为"绝症"。甚至认为，得了癌症就命不久矣！

确切来说，癌症是起源于人体上皮组织的恶性肿瘤。它是人体正常组织和器官在各种致癌因素（包括物理性、化学性、生物性）的作用下，局部组织细胞在基因水平上失去对自身正常生长的调控而导致异常增生和分化而形成的新生物。恶性肿瘤一旦形成，即便是原来的致癌因素消除了，肿瘤的生长也不会停下来，并且不再受人体的生理调节。癌症可以来源于人体的多种组织和器官，比较常见的有肺、肝、胆囊、肠道、膀胱、子宫、卵巢等。

知道了"子宫"和"癌症"这2个名词的含义，我们就不难理解子宫内膜癌的意思了。简单地说，子宫内膜癌就是发生或生长于子宫上的一种癌症。

那么，子宫内膜癌有什么临床表现？有什么危险？怎么治疗？怎么预防？

别急，本书就是为了向读者解答这些问题而编写的，我们会针对大家所关心的问题逐一详细解答。

本章就让我们先来了解一下子宫内膜癌到底是一种什么样的疾病。

1 子宫内膜癌是一种什么样的疾病？

子宫内膜癌是一种来源于子宫腔内膜上皮的恶性肿瘤（图1-1）。

子宫内膜癌是女性生殖道三大恶性肿瘤之一，占女性全身恶性肿瘤的7%，占女性生殖道恶性肿瘤的20%~30%。在女性生殖器恶性肿瘤中，子宫内膜癌的发病率仅次于子宫颈癌，位列第

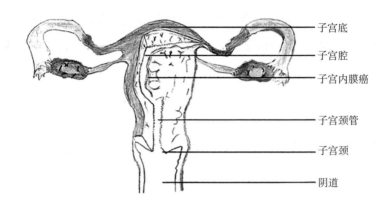

子宫底

子宫腔

子宫内膜癌

子宫颈管

子宫颈

阴道

图1-1　子宫内膜癌解剖示意图

二。在某些发达国家，子宫内膜癌的发病率甚至超过了子宫颈癌。子宫内膜癌平均发病年龄约为 60 岁，其中 75%发生于 50 岁以上的女性。近年来，子宫内膜癌的发病率在全世界范围内呈上升趋势。有资料显示，2%~3%的女性在其一生中将可能患子宫内膜癌。因此，子宫内膜癌对女性健康的危害不容小觑。

　　实际上，子宫内膜癌不是一种单一的疾病。它是一组来源于子宫内膜上皮组织的恶性肿瘤，主要包括子宫内膜样腺癌、黏液性癌、透明细胞癌、浆液性腺癌等多种组织学类型。其中，子宫内膜样腺癌最为常见，约占 80%。

　　随着医学的发展和各种诊疗技术的进步，现代医学已经掌握了一些癌症的发病原因和生物学行为特点，并制订了有效的筛查、诊断和治疗方案，有些癌症已经不再是"不治之症"了。子宫内膜癌常见于围绝经期和绝经后女性，异常阴道出血是其主要临床表现。由于症状明显，容易被早期发现并得到及时有效的治疗，因而预后大多良好。

2 | 子宫内膜癌是怎样发生的？

与其他部位和组织来源的恶性肿瘤相似，子宫内膜癌也是子宫内膜上皮细胞受到各种致癌因子的刺激，发生不可抑制和不可逆转的增生，最终逐步演变成癌细胞的。致癌因素按照不同类别分为物理性的、化学性的、生物性的，或外源性的、内源性的。其中，雌激素是绝大多数子宫内膜癌的致病因子。

根据致病因素及临床病理表现的不同，子宫内膜癌可以分为2种不同的类型。

Ⅰ型，即雌激素依赖型，约占子宫内膜癌的90%，多见于相对年轻及围绝经期患者。其发病与内源性或外源性雌激素的刺激和缺少孕激素对抗有关。体内的内源性或外源性雌激素持续增多，可造成子宫内膜增生性生长，此时若没有孕激素的对抗，子宫内膜就无法发生分泌期的改变，结果导致子宫内膜增生甚至癌变。因此，凡是可导致女性体内雌激素升高的因素，如不排卵、多囊卵巢综合征、肥胖及有内分泌功能的卵巢肿瘤等都可以成为子宫内膜增生和子宫内膜癌的诱发因素。雌激素依赖型子宫内膜癌一般分化和预后较好。

Ⅱ型，即非雌激素依赖型，约占子宫内膜癌的 10%，常发生于年龄偏大及绝经后非肥胖女性。其发生不是因为雌激素对子宫内膜的刺激，而是与其他因素有关。目前，病因尚不明确，一般组织类型分化差，预后不良。

3 | 子宫内膜癌很危险吗？

子宫内膜癌大多数症状比较突出，容易被早期发现，加之生长相对较缓慢、转移较晚，因而多数能够得到及时有效的治疗，总体预后良好。

值得注意的是，子宫内膜癌与其他恶性肿瘤一样，具有浸润性生长，易发生出血和坏死，出现复发及远处转移，甚至导致严重的多器官功能损害而危及患者的生命健康等特点。因此，子宫内膜癌并非"小病"，应该引起人们足够的重视，绝不能掉以轻心。

子宫内膜癌是否危险，治疗效果是否理想，受到诸多因素和环节的影响。临床上需要根据患者的具体情况个体化对待，"量身定做"适宜的治疗方案。

子宫内膜癌的预后与以下因素有关。

（1）分期：子宫内膜癌分期不同，预后也不同。Ⅰ期子宫内膜癌（癌性病灶局限于子宫体）的 5 年生存率可达 81%~91%；Ⅱ期子宫内膜癌（癌性病灶不仅侵犯子宫体，还累及子宫颈）的 5 年生存率达 67%~77%；Ⅲ期及以上的子宫内膜癌（肿瘤超出子宫范围，累及盆腹腔的脏器，或出现腹膜后淋巴结转移等）的 5 年生存率明显差于前两者。

（2）年龄：随着年龄增长，子宫内膜癌患者的 5 年生存率逐渐下降，年龄>60 岁提示预后不良。

（3）肿瘤体积：肿瘤的体积与生存率有关，随着肿瘤体积的增大，发生淋巴转移的概率增高，生存率下降。

（4）其他：子宫内膜癌患者的预后还和其他一些因素有关，如子宫内膜癌的组织学类型、肿瘤细胞分化程度、肿瘤侵犯子宫肌层的深度、是否累及淋巴血管间隙等。

对于患者，早期发现子宫内膜癌且早期得到规范化的治疗，对改善预后至关重要。因此，女性若出现绝经后阴道出血、月经紊乱、经期延长、阴道排液、下腹疼痛等不适应警惕子宫内膜癌的可能，及时就医。

4 我每年都做子宫颈刮片检查，结果是正常的，怎么还会患子宫内膜癌呢？

子宫颈刮片检查是针对子宫颈病变的筛查手段，主要适用于子宫颈癌及其癌前病变的筛查和早期诊断，为子宫颈癌的防治做出了巨大贡献。

传统的子宫颈刮片又称巴氏涂片检查。医师用特制的小刮板从患者子宫颈部位刮取一定量的脱落细胞样品，涂在玻璃片上，经染色后在显微镜下观察是否存在异常细胞，以此排查患者有无子宫颈癌前病变、子宫颈癌及子宫内膜癌等。子宫颈刮片检查因其具有无创伤性、简单、易操作、价格低廉等优点而被广泛应用。但是，子宫颈刮片检查由于受多种主、客观因素的影响，其阳性率和准确率均较低。即便子宫颈刮片找到恶性细胞，也需要进一步活检才能确诊。若子宫颈刮片未找到恶性细胞，也不能完全排除恶性肿瘤的可能，需要结合其他检查综合考虑。

相对于子宫颈癌，子宫颈刮片检查对子宫内膜癌的诊断价值更为有限。原因可能与子宫颈管内的柱状上皮并不容易脱落、脱落细胞通过子宫颈管到达阴道时已溶解变性或子宫颈管狭窄脱落细胞难以到达阴道等因素有关，这些因素都直接影响子宫颈刮片检查的取材，导致对子宫内膜癌诊断的准确率下降。

近年来，应用子宫颈毛刷、子宫腔冲洗、子宫腔细胞吸取器等方法行细胞学检查，将子宫内膜癌的筛查准确率提高到 90% 以上，但是仍有漏诊的可能。因此，每年做子宫颈刮片检查的结果正常并不一定能排除子宫内膜癌，还需要结合临床症状及其他辅助检查等综合考虑。

5 哪些人更容易患子宫内膜癌？

与其他部位的恶性肿瘤相似，子宫内膜癌也有相应的患病高危人群。

流行病学调查显示，子宫内膜癌的发病与以下几个方面的因素相关。

（1）未孕、未产、不孕症：没有生育过的女性患子宫内膜癌的风险是已经生育女性的 2~3 倍，而患有不孕症的女性患子宫内膜癌的风险更高，是正常人群的 3~8 倍。

（2）肥胖、高血压、糖尿病：女性绝经后，虽然卵巢功能衰退，但是人体的肾上腺会分泌一种叫作"雄烯二酮"的激素，这种激素会在脂肪内转化成雌酮，故脂肪越多，转化能力越强，产生的雌酮越多，子宫内膜长期在雌酮的作用下发生子宫内膜增生及癌变的风险也越高。糖尿病患者患子宫内膜癌的概率是正常人的 2.8 倍。肥胖、高血压、糖尿病被称作是子宫内膜癌发病相关的"三联征"。

（3）绝经晚：初潮早、绝经晚与子宫内膜癌的发生有关，绝经晚（>52 岁）的女性患子宫内膜癌的概率为 49 岁以前绝经者的 2~4 倍。

（4）绝经后单一的雌激素替代治疗：单一的雌激素替代治疗增加了子宫内膜癌的发生率，其危险性与雌激素用量多少、持续时间、是否合用孕激素、中间停药及患者体质有关，口服雌激素超过 3 年者，患子宫内膜癌风险明显增加，超过 10 年者患子宫内膜癌的风险增加 20 倍以上。

（5）内源性雌激素：一些疾病可引起内源性雌激素增加，如多囊卵巢综合征、可产生雌激素的卵巢肿瘤（如卵巢颗粒细胞瘤、卵泡膜细胞瘤等），上述卵巢肿瘤可产生高水平的雌激素，使子宫内膜癌变的概率增加。

（6）他莫昔芬：他莫昔芬被广泛应用于乳腺癌的预防和辅助治疗，这种药物具有较弱的雌激素样作用，与子宫内膜癌的发生相关。应用他莫昔芬 2 年以上的患者，患子宫内膜癌的风险较不使用者增加 2 倍以上，应用 5 年以上者危险性增加 5 倍。

（7）遗传因素：有卵巢癌、乳腺癌或肠癌家族史者，患子宫内膜癌的危险性增加，子宫内膜癌是遗传性非息肉病性结直肠癌常见的肠外表现。约 42% 的遗传性非息肉病性结直肠癌女性发生了子宫内膜癌。

6 子宫内膜癌和生孩子有关系吗？不生孩子是不是就不会患子宫内膜癌了呢？

实际上，未孕和未产是导致子宫内膜癌的危险因素之一。有研究发现，子宫内膜癌患者中 15%～20% 有不育史，未产者发生子宫内膜癌的风险是已产者的 2～3 倍，特别是由于卵巢功能障碍不排卵所致的不孕症患者风险更高。排卵障碍可使子宫内膜长期受到雌激素的刺激而缺乏对孕激素的抵抗，更容易引起子宫内膜增生，甚至癌变，此类人群子宫内膜癌的发病风险是正常人群的3~8倍。

伴随着分娩次数的增多，子宫内膜癌的危险性也会下降。因为妊娠和哺乳期可以使子宫内膜避免受到雌激素的刺激，而不孕症患者无此保护作用。

当然，导致子宫内膜癌的高危因素很多。子宫内膜癌的发生与未孕、未产、肥胖、高血压、糖尿病、晚绝经、外源性雌激素的应用及各种原因引起的内源性高雌激素血症、他莫昔芬的应用及遗传因素等均有一定联系，而未孕、未产只是其中的一方面，如果合并有其他高危因素，子宫内膜癌发生的风险会更高。

7 | 我的家人都健康长寿，没有子宫内膜癌家族史，为什么我会患子宫内膜癌呢？

约 10% 的子宫内膜癌与遗传因素有关。有卵巢癌、乳腺癌或肠癌家族史者，患子宫内膜癌的危险性增加。其中关系最密切的一种遗传疾病就是遗传性非息肉病性结直肠癌，也称林奇综合征（Lynchsyndrome）。这是一种常染色体显性遗传病，42% 的林奇综合征女性患者发生了子宫内膜癌；并且，此类患者发生子宫内膜癌的风险与发生结直肠癌的风险是相同的。此外，16%以上的子宫内膜癌患者一级亲属中患有子宫肿瘤，大部分遗传性病例发生于绝经前女性。

遗传性子宫内膜癌属于非激素依赖型子宫内膜癌（Ⅱ型），分化不好，预后差。但是，子宫内膜癌的病因和发病机制非常复杂，家族史只是其中很小一方面。子宫内膜癌的发生还与未孕、未产、肥胖、高血压、糖尿病、晚绝经、外源性雌激素的应用及各种原因引起的内源性高雌激素血症、他莫昔芬的应用等众多因素有关，当然还包括其他一些目前尚未被发现的因素。所以说，没有肿瘤家族史是好事情，但即便没有家族史也并非不会患子宫内膜癌，对此也不可以掉以轻心。

平时坚持体育锻炼、低脂饮食、多吃水果和蔬菜等对减少子宫内膜癌的发生有一定帮助。出现了绝经后阴道出血、月经紊乱或月经量增多、阴道异常排液等症状时应该及时就医，以便医师能早期发现子宫内膜癌，早期治疗，以达到最佳的治疗效果。

8 | 我有乳腺癌，患子宫内膜癌的风险是不是很高呢？

乳腺癌患者患子宫内膜癌的风险可能会略有升高。乳腺癌发病与多种致癌基因突变有关。大量研究发现，约 9 种基因突变可能导致乳腺癌。其中一种甾体激素受体基因，即雌激素受体基因的突变可能导致乳腺癌的发生，而这种雌激素受体基因同时影响着子宫内膜癌变的敏感性。雌激素长时间单一刺激子宫内膜上皮细胞，是发生子宫内膜病变甚至癌变的重要原因，雌激素受体基因调节子宫内膜上皮细胞雌激素受体的表达，从而对子宫内膜癌的发病造成影响，但乳腺癌患者也不必过于悲观，可注意月经周期及持续时间，定期进行妇科检查，应该能将这种危险降低到最小。

9 子宫内膜癌会传染吗？我的亲属会不会也得这个病？

子宫内膜癌不是传染病。子宫内膜癌患者绝不可能将此病传染给身边的亲戚、朋友。

无论是良性肿瘤还是恶性肿瘤，都是致瘤因素作用于某个个体后发生的细胞和组织学改变，这种改变可以在同一个人体内发生扩散转移，甚至威胁患者生命健康，但不可能发生传染。因为即使把一个个体身上的肿瘤细胞"嫁接"到另外一个个体身上，在自然的情况下，其存活下来的概率也几乎为零。

与"传染"有点关系的应该是子宫颈癌。因为子宫颈癌绝大多数是由人乳头状瘤病毒（human papilloma virus，HPV）长期和持续感染所导致的，而 HPV 是可以传染的，主要通过性传播传染。但从严格意义上讲，子宫颈癌也不会直接传染，只是 HPV 有可能传染。但病毒的传染与癌症直接传染是完全不同的 2 个概念。

10 如果我真的患上子宫内膜癌，很快就会病死吗？

绝大多数子宫内膜癌都是可以治愈的。由于子宫内膜癌症状典型、生长慢、转移晚，多数都能够得到及时诊断和有效治疗，故预后通常良好。在众多影响子宫内膜癌预后的因素中，肿瘤分期和组织学类型作用最大。

子宫内膜癌根据发病特点可以分为：①Ⅰ型子宫内膜癌，即雌激素依赖型，多为子宫内膜样腺癌，肿瘤分化较好，预后好，此类约占所有子宫内膜癌的 90%。②Ⅱ型子宫内膜癌，即非雌激素依赖型，此类子宫内膜癌病理形态属于少见类型，如透明细胞癌、浆液性癌等，恶性程度高，分化差，预后较差，但发生率低。

早期子宫内膜样腺癌患者预后较好、生存率高，经规范治疗及严密的随访后，5 年生存率可达 90% 以上，在门诊经常可以看到一些随访了 5 年以上且肿瘤控制稳定的子宫内膜癌患者，所以早期子宫内膜样腺癌预后相当好。晚期（Ⅲ期及Ⅳ期）子宫内膜样腺癌或Ⅱ型子宫内膜癌患者预后较差，但也不代表一旦确诊即宣告死亡，经过规范的手术及放化疗综合治疗后，部分患者还可以获得良好的预后。

再次提醒所有女性朋友，一旦发现身体异常信号需要及时就医，使疾病得到早期诊断和及时治疗；对于已经确诊为子宫内膜癌的患者也不必过于谈"癌"色变，经过积极的治疗和密切的随访，同时保持良好的心态，增强自身免疫力，都是可以明显改善预后的。

11 我被告知患了早期子宫内膜癌，有多严重呢？

早期子宫内膜癌通常指肿瘤局限于子宫，特别是局限于子宫体，即临床Ⅰ期的子宫内膜癌。这类患者占所有子宫内膜癌的80%~90%，单纯手术治疗往往就能够获得很好的疗效，预后良好，5年生存率可达81%~91%。所以说，患"癌症"是不幸的，但如果是早期癌症，那又是不幸中的万幸！

早期子宫内膜癌患者不必过于担心、害怕、焦虑，应该充分信任现代医疗技术，充满战胜疾病的信心和勇气，积极配合各项检查、评估、诊治和康复训练，一定能重获良好的身心健康和高品质的幸福生活。

12 什么是早期子宫内膜癌？晚期子宫内膜癌又是什么？

目前，子宫内膜癌采用国际妇产科联盟（International

Federation of Gynecology and Obstetrics，FIGO）的手术病理分期标准（2009 年版）。

对于子宫内膜癌，医师在手术前不进行分期，手术后将切下来的组织标本进行病理学检查后，了解肿瘤的大小、子宫肌层浸润深度、淋巴结及子宫外转移情况、肿瘤分化程度等，对子宫内膜癌进行手术病理分期，同时划分高、中、低危患者，进而指导术后治疗和评估预后。

早期子宫内膜癌主要是指肿瘤局限于子宫体，分期为 FIGO Ⅰ 期的患者。如果肿瘤已经侵犯到子宫颈，那就属于 FIGO Ⅱ 期（中期）。早、中期患者预后通常较好。晚期子宫内膜癌主要是指 FIGO 分期为Ⅲ期和Ⅳ期的患者。此时癌症病灶不再仅局限于子宫内，癌灶在子宫腔内居住一段时间后，发动侵略政策，近则侵略卵巢、阴道或子宫旁边的一些韧带，远则侵略到直肠、膀胱或其他更远的一些器官，如盆腔或腹主动脉旁淋巴结，甚至腹股沟淋巴结等地方，使这些地方出现异常的赘生物、结节状肿物，又或导致淋巴结肿大、变硬等改变。晚期患者常需要手术、放疗及化疗的联合应用，以提高疗效，但总体预后欠佳。

为方便制订综合治疗方案和评估预后，医学上将子宫内膜癌人为地区分为高危组、中危组和低危组。主要考虑因素包括组织学类型、FIGO 分期、危险因素等。

（1）低危组：主要包括 Ⅰ 型子宫内膜癌（雌激素依赖型），且肿瘤局限在子宫体（FIGO Ⅰ 期），没有发生子宫外转移，没有子宫颈间质的侵犯，肿瘤直径<2 cm，肿瘤分化为高、中分化，

子宫肌层浸润为浅肌层浸润，即浸润肌层<1/2（FIGO ⅠA 期），患者年龄<60 岁等。此类患者治疗效果好，5 年生存率高。

（2）中危组：主要指转移到子宫颈的 FIGOⅡ期或侵犯子宫肌层深度≥1/2（FIGO ⅠB 期）的 Ⅰ型子宫内膜癌，也包括具有淋巴脉管间隙浸润、肿瘤直径≥2 cm 和患者年龄≥60 岁者。此类患者的复发危险相对肿瘤仅局限于子宫内膜和浅肌层的低危组要高。

（3）高危组：主要包括Ⅱ型子宫内膜癌（非雌激素依赖型），如浆液性癌、透明细胞癌、癌肉瘤等，也包括分化程度差或 FIGO 分期为Ⅲ期和Ⅳ期的各种组织学类型。此类子宫内膜癌通常恶性程度高，容易发生早期转移，且对各种治疗方法通常不够敏感，因而预后较差。

13 如何得知自己患的子宫内膜癌处于早期还是晚期？

通常，早期子宫内膜癌是指 FIGO 分期为Ⅰ期和Ⅱ期的子宫内膜癌，晚期子宫内膜癌是指 FIGO 分期为Ⅲ期和Ⅳ期的子宫内膜癌。要想知道自己属于早期还是晚期，需要了解关于子宫内膜癌的 2 个分期系统和标准。其中一个是 FIGO 2009，见表 1-1，是子宫内膜癌目前应用最广泛的分期系统。另一个是针对接受非手术治疗的患者制定的临床分期系统（FIGO 1971），见表 1-2。目前这个分期体系已经很少应用。

表 1-1 FIGO 2009

分期	定义
I 期	肿瘤局限于子宫体
I A	无子宫肌层浸润或浸润深度<1/2肌层
I B	肿瘤浸润深度≥1/2肌层
II 期	肿瘤侵犯子宫颈间质但无子宫体外蔓延
III 期	局部和（或）区域的扩散
III A	肿瘤侵犯子宫体浆膜层和（或）附件
III B	阴道和（或）子宫旁浸润
III C	盆腔和（或）腹主动脉旁淋巴结转移
III C$_1$	盆腔淋巴结阳性
III C$_2$	腹主动脉旁淋巴结阳性，伴或不伴盆腔淋巴结阳性
IV 期	肿瘤侵犯膀胱和（或）直肠黏膜，和（或）远处转移
IV A	肿瘤侵犯膀胱和（或）直肠黏膜
IV B	远处转移［包括腹腔内转移和（或）腹股沟淋巴结］

1. 所有肿瘤都应有高、中、低分化（G_1、G_2、G_3）之分；

2. 子宫颈管腺体受累只能划分到 I 期，而不再属于 II 期；

3. 腹水细胞学阳性需单独报告，但不改变分期

表 1-2 FIGO 1971

分期	定义
I 期	肿瘤局限于子宫体
I A 期	子宫腔长度≤8 cm
I B 期	子宫腔长度>8 cm

（待　续）

分期	定义
Ⅱ期	肿瘤累及子宫颈
Ⅲ期	肿瘤扩散至子宫体外，局限于盆腔内（阴道、子宫旁组织可能受累，但未累及膀胱、直肠）
Ⅳ期	肿瘤扩散至盆腔内，累及膀胱或直肠（黏膜明显受累），或有盆腔以外的扩散

总之，早期子宫内膜癌局限在子宫体（Ⅰ期），或累及子宫颈，但是未超出子宫（Ⅱ期）。凡超出子宫范围，出现盆腹腔脏器转移、腹膜后淋巴结转移，以及远处转移均属于晚期子宫内膜癌。

14 有疫苗可以预防子宫内膜癌吗？

目前，尚没有可以有效预防子宫内膜癌的疫苗，应用比较广泛的肿瘤疫苗为 HPV 疫苗，该疫苗主要应用于部分高危型 HPV（如 HPV16、HPV18、HPV31、HPV33、HPV45、HPV52、HPV58）引起的子宫颈癌前病变、子宫颈癌、外阴癌、阴道癌和肛门癌、湿疣等。使用 HPV 疫苗对预防子宫颈、外阴、阴道癌前病变，子宫颈癌，湿疣等可以取得较好的效果。HPV 持续感染与

子宫内膜癌 100 问

子宫颈癌的发生、发展有着十分密切的关系，但与子宫内膜癌的发生无确切联系，故 HPV 疫苗没有预防子宫内膜癌的作用。

15 妇科普查对预防子宫内膜癌有帮助吗？

迄今为止，对子宫内膜癌仍然缺乏行之有效的筛查手段，但每年 1~2 次的妇科普查对于早期发现子宫内膜癌还是具有积极作用的。

第一，在与医师的交流过程中，医师会关注你的相关病史、症状、体征，如果你属于子宫内膜癌患病的高危人群，医师会及时提醒你，并给予一些排查和检测的建议。

第二，妇科普查一般都建议行阴道脱落细胞学检查，对部分子宫内膜癌有一定的筛查价值。

第三，妇科普查基本包括盆腔 B 型超声（以下简称 B 超）检查，特别是经阴道彩色多普勒超声检查对于发现子宫腔和子宫内膜的早期病变具有重要的参考价值。

综上所述，定期妇科检查对于及时发现子宫内膜癌及其他妇科病变均具有积极作用。对于有子宫内膜癌高危因素的人群，如不孕症、肥胖、高血压、糖尿病、晚绝经、外源性雌激素应用、各种原因引起的内源性高雌激素血症、长期服用他莫昔芬，以及有乳腺癌、卵巢癌、肠癌家族史者，定期的体格检查尤为重要。

16 血液化验能知道患子宫内膜癌的风险吗？

　　迄今为止，子宫内膜癌尚缺乏特异性的血清肿瘤标志物。血清糖类抗原 125（carbohydrate antigen 125，CA125）水平在部分子宫内膜癌患者，特别是肿瘤超出子宫范围、累及附件和盆腹腔脏器的晚期患者及部分非激素依赖型子宫内膜癌患者中可出现升高。由于子宫内膜癌的病灶小，且多局限于子宫腔内，所以早期子宫内膜癌患者血清 CA125 水平大多正常。而当子宫内膜癌扩散至子宫外时，血清 CA125 水平可有不同程度升高，故检测血清 CA125 水平有助于医师了解子宫内膜癌病变的范围、监测术后病情及判断患者对化疗药物的敏感性。但是即使血清 CA125 水平正常也不能完全排除晚期癌症，而且患者有感染性腹膜炎、放射性腹膜炎等疾病时，CA125 水平也可升高。

子宫内膜癌 100 问

第 2 章

子宫内膜癌的临床表现

17 | 子宫内膜癌患者会有什么症状？

90%的子宫内膜癌患者可出现异常阴道出血等典型症状，仅有不足5%的患者在诊断时没有任何症状，而是在体检或其他疾病的诊疗过程中被发现。

子宫内膜癌的症状主要包括以下几点。

（1）异常阴道出血：实际上为异常子宫出血，大部分发生于绝经之后，出血量可多可少。绝经后阴道出血是子宫内膜癌重要的临床表现，而且绝经后阴道出血女性随着年龄增长，患子宫内膜癌的风险显著升高。若年龄>70岁，患子宫内膜癌的风险约达50%，但是绝经后的阴道出血并不一定都是子宫内膜癌所致，一些良性病变同样可以导致类似症状，如子宫内膜息肉、子宫内膜增生等。对于尚未绝经的患者，可以表现为月经量增多、月经期延长、月经淋漓不尽、月经间期出血等。

（2）阴道排液：通常是子宫内膜肿瘤渗出或继发感染所致，

可以表现为血性液体或浆液性分泌物，合并感染时则有脓血性排液、恶臭。因阴道排液异常而就诊的子宫内膜癌患者约占25%。因子宫内膜癌生长于子宫腔内，感染概率相对于子宫颈癌要少，故在初期可能仅有少量血性白带，但在后期发生感染、坏死则有大量恶臭的脓血样液体排出。有时排液可夹杂癌组织的小碎片。

（3）下腹痛：若肿瘤累及子宫颈内口，导致引流不畅，形成子宫腔积血或积脓，刺激子宫不规则收缩，可引起下腹胀痛及痉挛样疼痛。疼痛多半发生在肿瘤的晚期。晚期患者因癌组织侵犯周围组织或压迫神经可引起下腹及腰骶部疼痛。

（4）其他：少数广泛转移的晚期子宫内膜癌患者可出现贫血、体重下降、发热、腹胀等恶病质表现。

子宫内膜癌可能导致的症状很多，每个子宫内膜癌患者的临床表现也不尽相同。以上所列举的各种临床表现并不是子宫内膜癌所特有的，当出现这些症状时，也不必过于恐慌，但也不要忽视这些"预警信号"，应该及时就医。特别是当患者合并有肥胖、高血压、糖尿病、月经稀发或长期服用雌激素类药物、保健品时，如果出现月经的异常，特别是较长时间的阴道出血，务必尽快到有资质的医院就诊，以便能早期诊断、早期治疗，获得良好的治疗效果。

18 | 我还没到 30 岁，但月经不规律，是不是患了子宫内膜癌呢？

年轻且月经不规律不代表女性患了子宫内膜癌，但需要进一步检查以排除子宫内膜病变。

在妇科门诊，经常可以遇到主诉为月经不规律的患者，主要表现为月经周期紊乱、经期长短不一、月经量时多时少等。尚未绝经的子宫内膜癌患者可出现类似的症状，所以医师在接诊这一类患者时，年龄对子宫内膜癌的诊断有重要的参考价值。

子宫内膜癌主要钟情于绝经前后的女性，只有 3%～14% 发生于 40 岁以前。所以对于年轻患者出现月经不规律可引起警惕，但也不必过于担忧。

育龄期女性出现月经不规律的常见原因如下。

（1）卵巢功能失调，即内分泌失调，俗称"功血"。在最新的异常子宫出血（abnormal uterine bleeding，AUB）分类中，由于卵巢功能异常所导致的异常子宫出血被称为 AUB-O，是年轻女性月经不规律最常见的原因，包括排卵性和无排卵性。育龄期女性常见的为排卵性功能失调性子宫出血。由于生活方式改变、精神压力、工作紧张、环境改变等引起的下丘脑-垂体-卵巢轴内分泌功能紊乱，可表现为月经异常，以月经周期和经期改变多见。一般经过调整生活方式、舒缓工作压力、均衡膳食结构及规律生活节奏，多可以得到明显改善并恢复正常月经。个别需要借助于调经等药物治疗。

（2）子宫或卵巢的良性器质性病变，如常见的子宫肌瘤、多囊卵巢综合征、子宫内膜息肉或子宫瘢痕、憩室等，一般通过详细的病史询问，完善 B 超或宫腔镜检查可以得出诊断。

（3）服用某些激素类的药物或放置宫内节育器，也是育龄期女性常见异常子宫出血的原因。

（4）合并其他内分泌疾病，如甲状腺功能亢进症、糖尿病等，都有月经紊乱的可能。

虽然年轻女性患子宫内膜癌的概率相对较低，但也并非不可能。根据文献报道，最年轻的子宫内膜癌患者年龄可低于 20 岁。所以，慎重提醒各位年轻女性，无论工作多忙，一定要关注自己的月经情况。当出现月经紊乱时，不要轻易地将其归因于内分泌紊乱，而应该尽快咨询专业的妇科医师，必要时进行 B 超或宫腔镜检查，以尽早明确月经紊乱的原因，排除子宫内膜病变，并针对病因进行恰当的干预和治疗。

19 | 我还有几年就要绝经了，现在月经规律，但是月经量很多，是不是患了子宫内膜癌呢？

这种情况不排除患了子宫内膜癌，应该尽快完善相关检查以排除子宫内膜癌。

围绝经期，也叫作绝经过渡期，俗称"更年期"，是子宫内膜癌的高发时期。这一时期出现月经异常，既可能是内分泌原因，也可能是子宫或子宫内膜的良性器质性病变所致；另有相当一部分是子宫内膜的癌前病变，甚至是子宫内膜癌，因而必须高度警惕。

进入绝经过渡期的女性，由于卵巢功能下降，常出现无排卵性的功能性子宫出血，表现为月经周期延后或延长，月经量增多。这是一般女性正式绝经前都要经历的一个特殊时期，一般持续 6~12 个月。但正是由于缺乏排卵和黄体形成，缺乏孕激素对雌激素的对抗和对子宫内膜的转化作用，长期单一的雌激素刺激子宫内膜，容易出现子宫内膜增生过长、子宫内膜息肉样增生、子宫内膜不典型增生，甚至子宫内膜癌。

另一方面，由于卵泡对体内卵泡刺激素（follicle stimulating hormone，FSH）的敏感性降低，导致体内 FSH 水平升高，对卵泡过度刺激，引起雌二醇分泌过多，甚至高于正常卵泡期水平，过多的雌激素可刺激子宫内膜生长、增厚。当雌激素撤退时就会出现撤退性出血，表现为月经量多，所以对于绝经过渡期出现月经量增多也有可能是正常的生理现象。但这种内源性的雌激素蓄积必然促进子宫内膜增生，在得不到孕激素转化的情况下，子宫内膜很可能出现过度增生，并逐渐向不典型增生转化，最终发生癌变。

当然，绝经过渡期女性雌激素相对过剩的另一个作用就是促进雌激素依赖性子宫病变的进展。例如，已经存在子宫肌瘤、子宫内膜息肉、子宫腺肌病的女性，围绝经期可能出现病变的快速增大和进展，从而导致月经量增多、经期延长、继发贫血等症状。

总之，围绝经期妇女如果出现月经过多（可表现为经量增多、经期延长、月经频发等），应该高度警惕子宫内膜增生性病变的可能，应及时到医院就诊，咨询专科医师的意见和建议，借助于 B 超、诊断性刮宫、宫腔镜检查等手段，及时明确诊断，排除子宫内膜癌。尤其是合并有子宫内膜癌高危因素（如肥胖、高血压、糖尿病、不孕、绝经期延迟、长期应用雌激素、他莫昔芬史、有乳腺癌或子宫内膜癌家族史）者，更要及时进行子宫内膜的病理学检查以明确诊断。其中，诊断性刮宫不仅能够获得子宫内膜的病理学诊断，还是一种行之有效的快速止血方法。

切记，围绝经期妇女出现月经过多，只有在排除了子宫内膜不典型增生和子宫内膜癌之后，才能按良性疾病进行处理。

20 我已经绝经了，但最近几天阴道有少量出血，是不是患了子宫内膜癌呢？一定要去看医师吗？

绝经后阴道出血是子宫内膜癌最典型的临床表现和特征，必须尽快去看医师。

绝经后阴道出血是指女性在绝经至少 1 年后出现的阴道出血

现象。临床可以表现为少量不规则阴道出血、接触性出血或白带中带血丝，也有部分出血量较大，类似月经量或多于月经量。

绝经后阴道出血不是一种疾病，而是一种临床症状，常是子宫来源的恶性肿瘤（如子宫内膜癌）的早期信号。当然，这并不代表能够将绝经后阴道出血这一症状同子宫内膜癌画等号。实际上，即使是绝经后阴道出血，最常见的病因仍是子宫的良性病变。

有研究者做过关于绝经后阴道出血的病因学研究，发现最常见的原因是子宫的各种良性病变，约占 50%。其次是一些非器质性病变，如应用激素替代治疗造成的子宫内膜增生及功能性改变等，约占 37%。而子宫恶性病变仅占 12% 左右，其中又以子宫内膜癌最多见。

由此可见，绝经后女性出现阴道出血大可不必唯癌论之。患者的年龄、绝经时间、出血时间及出血量往往对疾病的诊断有重要提示作用。一般情况下，女性年龄越大、绝经时间越长、出血时间越长及出血量越多，患恶性肿瘤的可能性就越大。

但绝经后出现阴道出血的患者，其诊断子宫内膜癌等恶性肿瘤的概率毕竟远高于其他年龄段的女性，切忌掉以轻心。当然，也切忌抓住一个症状而妄下诊断，造成不必要的担忧。

绝经后女性须始终谨记，出现任何形式的阴道出血都属异常！无论出血量多少，无论出血时间长短，都必须及时就诊，以获得及时和恰当的诊治。

21 我已经绝经了，但经常出现白带异味，无瘙痒，应该去看医师吗?

这种情况应该及时到医院就诊。白带的产生主要来自子宫颈腺体分泌物及阴道黏膜细胞的渗出，此外还有子宫内膜、输卵管黏膜、前庭大腺的分泌物。绝经前，受卵巢周期性雌激素分泌的影响，在不同的月经周期白带性状及量有所改变；绝经后，体内雌激素减退，白带量会有所减少，且易合并绝经后萎缩性生殖道炎症。

正常的白带应该是稀糊状、透明、蛋清样或白色、闻起来无特殊味道，但无论是处于绝经前或绝经后，白带出现异味，如鱼腥味、脓臭味等，均可认为是白带异常，特别是豆腐渣样、水状、脓性、血性白带，或伴有白带中带血、外阴和阴道瘙痒、发热等情况。白带异常可在一定程度上反映阴道、子宫颈、子宫内膜、输卵管及卵巢的病变。

绝经后女性白带异常见于以下两大类疾病。

（1）炎症：常见于绝经后萎缩性阴道炎。绝经后女性由于体内雌激素减退，导致阴道壁上皮细胞糖原摄取减少，从而使乳酸杆菌酵解糖原后产生的乳酸减少，阴道局部 pH 增高，阴道内微生物群生态失衡，常引起绝经后阴道炎，导致白带浓稠、腥臭味、阴道发热、瘙痒等；另外有外阴阴道假丝酵母菌病、阴道滴虫病等。

子宫内膜癌 100 问

（2）生殖道肿瘤：可以是阴道、子宫颈、子宫、输卵管等部位肿瘤。绝经后阶段是生殖道恶性肿瘤的高发阶段。肿瘤早期多没有什么特别症状，仅表现为白带增多、白带中带血丝等，随着肿瘤进展，合并感染、坏死，可伴有白带明显异味，如脓臭味、腥臭味等。

因此，绝经后妇女，当发现白带异味，特别是脓臭味、鱼腥味等，或白带异常，呈脓性、水状、血性等，应及时去看医师，在医师的指引和协助下尽早明确病因，并给予恰当的治疗。

22 我服用中药（如当归）后出现阴道不规则出血，可以只停药而不去看医师吗？

这种情况不一定要停药，但必须咨询专业医师。

中医博大精深，中医妇科源远流长。

遗憾的是，老百姓在出现躯体不适或寻求养生之道时，常常不是根据专业中医师的咨询和建议，而是根据道听途说的传言、偏方、秘方，口授相传，自作主张，自行配方和服用。这样往往达不到治病和养生的效果，却时常干扰躯体的自我调节和平衡功能，以致出现一些异常反应，严重者也有中毒和危及生命健康的风险。

故，中药虽好，却不可乱吃！

当归，性甘、辛、苦、温。入肝、心、脾经。具有养血和血、补血调经、活血止痛、润肠通便之功效。主治一切血证，为血证之要品，尤为妇科良药。凡妇女月经不调、经闭、经痛、胎产诸症，不论血虚、血滞，皆可应用。

可见，在服用当归或其他中药的过程中，出现阴道不规则出血，可能与中药有关，但也可能毫无关系，只是一种巧合。出现这种情况时，食用者不必惊慌，也不必急于停药，更不能病急乱投医。建议有条件者先咨询有经验的中医师或中药师，并遵循医师指引进行必要的检查和对症处理。如果中医师的诊治处理无效，特别是阴道出血量多或合并其他紧急或严重情况时，可以及时寻求西医妇科医师的帮助。

23 我出现性交后阴道出血，似乎仅是性交的原因，还需要去看医师吗？

性交后阴道出血，是子宫颈癌最典型和最具特征性的表现，所以必须看医师！

正常情况下，性交不会引起阴道出血。性交后阴道出血，医学术语称为"接触性出血"，是指性交后出现阴道出血。可出现在性交时，也可出现在性交后短时间内，出血量一般不多，但也有大量流血伴血凝块者，一般不伴腹痛、发热等其他症状。性交后阴道出血的部位可以在会阴、阴道、子宫颈，也可在子宫颈管和子宫腔。常见的原因包括损伤、炎症、肿瘤等。其中，子宫颈炎性疾病和肿瘤性疾病最为常见。前者包括子宫颈息肉、子宫颈真性糜烂、子宫颈急性炎症等，后者则主要包括子宫颈不典型增生（癌前病变）和子宫颈癌。子宫颈病变和早期子宫颈癌往往"不痛不痒"，有部分患者可能唯一的症状就是性交后阴道出血，所以必须重视。

对于性交后阴道出血，重点要明确2个问题，即出血部位和出血病因。出血部位，常规妇科检查即可基本确定；出血病因则需要借助于一些特殊的检查和检验。必须由专科医师进行鉴别和区分。

第3章

诊断和评估子宫内膜癌

24 | 医师如何诊断子宫内膜癌？

医师诊断疾病，都离不开以下几方面信息的准确收集和综合分析。

（1）病史：子宫内膜癌多见于绝经后（70%）和围绝经期（20%~25%）女性，<40岁约占5%。尤其是患者合并子宫内膜癌高危因素，如肥胖、不孕症、延迟绝经（52岁以后绝经）、糖尿病、高血压、与雌激素有关的妇科疾病、长期口服雌激素替代治疗、长期口服他莫昔芬、有癌症家族史、遗传性非息肉病性结直肠癌患者等。

（2）症状：绝经后阴道出血、围绝经期月经紊乱、40岁以下女性月经紊乱或月经量增多、不孕症、阴道异常排液、下腹痛、消瘦、下肢肿痛及贫血等。

（3）体格检查：查体排除糖尿病、高血压、心血管疾病及肺部疾病。行妇科检查排除阴道、子宫颈病变、出血及炎症感染引起的阴道排液。早期子宫内膜癌盆腔检查多正常，晚期患者妇科检查可有子宫增大、附件肿物、贫血及远处转移等体征。

（4）影像学检查：经阴道彩色 B 超检查可了解子宫大小、子宫腔内有无异常回声、子宫内膜厚度、子宫肌层有无浸润、附件肿物大小及性质，是首选的无创辅助检查办法。磁共振成像（magnetic resonance imaging，MRI）或计算机断层扫描（computed tomography，CT）检查对诊断子宫内膜癌、判断子宫内膜癌有无侵犯子宫颈、子宫内膜癌侵犯肌层深度、有无腹膜后淋巴结转移等方面均有较高价值，常用于治疗前评估，以指导临床决策。

（5）病理学检查：子宫颈和阴道脱落细胞学涂片检查对诊断子宫内膜癌有一定价值，但不能作为确诊子宫内膜癌的依据；诊断性刮宫及内膜活检是确诊或排除子宫内膜癌的常用方法；宫腔镜检查可以直接对可疑部位进行活检，以提高诊断的准确性；常规活检或诊断性刮宫是目前诊断和评估子宫内膜癌首先推荐的方法。

（6）肿瘤标志物检测：如果血清 CA125 值明显升高，提示有子宫外病灶存在的可能，可作为术前评估和术后监测病情的辅助指标。

总之，病理学检查是诊断子宫内膜癌的金标准。当临床怀疑子宫内膜癌时，诊断性刮宫病理学检查是目前诊断子宫内膜癌的主要方法，有条件者推荐宫腔镜检查和直视下内膜活检，既可以明确诊断，又可以获得更多关于肿瘤的临床病理信息，以指导治疗。

25 我担心自己患了子宫内膜癌，医师会给我做什么检查呢？

对于每一例门诊女性患者，首先需要做的最简单也是最基本的检查就是妇科检查。

妇科检查主要包括视诊和触诊。前者可以观察外阴、阴道和子宫颈的形态、色泽，以及阴道分泌物，包括阴道出血的性状和来源。触诊包括2种手法，双合诊即阴道腹部诊，三合诊即直肠阴道腹部诊。通过触诊，医师可以感知外阴、阴道、子宫颈和子宫体的质地、大小、活动度、有无压痛等，还可感知阴道壁、子宫颈、子宫和盆腔有无包块，以及包块的大小、质地、活动度、有否压痛及其毗邻关系。

可见，简单的一个妇科检查，就可以为医师提供许多有助于疾病诊断和鉴别诊断的信息。医师例行妇科检查，也是对患者负责任的表现。当然，由于受经验等主、客观因素的影响，妇科检查对于子宫和盆腔内病变的评估效果有限。为了弥补妇科检查的不足，医师会结合个人的病情和需要，建议检查者去做一些必要的辅助检查来协助明确诊断。

对于子宫内膜癌的诊断，如果没有任何症状，只是做体检和排查的话，医师会建议检查者先做阴道脱落细胞学检查（俗称"子宫颈刮片"）和经阴道彩色多普勒超声检查（俗称"阴超")。经阴道超声检查可以比较准确地了解子宫大小、形状、子宫腔内有无赘生物、子宫内膜厚度、子宫腔或肌壁间有无异常回声及双侧附件的情况等，也可以为进一步检查提供参考。

如果临床出现异常阴道出血，或超声检查提示子宫腔或子宫内膜有异常，如子宫明显增大、子宫内膜明显增厚、子宫腔有不均匀回声区或子宫腔线消失、肌层内有不均回声区等，医师会建议检查者直接行诊断性刮宫或宫腔镜检查直视下活检。

个别情况下，医师会根据患者病情需要，建议是否行血清CA125 检测，或盆腔 MRI、CT 检查。

26 医师怀疑我患了子宫内膜癌，需要做哪些检查来确诊或排除呢？

病理学检查是诊断子宫内膜癌的金标准。

当临床怀疑子宫内膜癌时，医师会借助一些适宜的器械和工具，获取子宫内膜组织样本，然后进行病理学检查以确定子宫内膜病变的种类和性质。

临床常用方法如下。

（1）诊断性刮宫：经阴道和子宫颈管，将锐利的专用刮匙置入子宫腔，刮取子宫内膜组织进行病理学检查，是目前诊断子宫内膜癌最常用的方法，简单易行，兼具良好的止血功效，尤其适用于大量阴道出血的紧急处理。刮宫时如果给予一定的负压吸引，可使内膜刮除得更加全面、彻底，止血效果更好。

（2）分段诊断性刮宫：对于怀疑子宫内膜癌的患者，为区分和判断是否存在子宫颈管肿瘤，常需施行分段诊断性刮宫。即在所有器械进入子宫颈管和子宫腔之前，先进行子宫颈管搔刮，将子宫颈管和子宫腔的组织样本分组送检。但由于子宫颈管所取得的组织标本极有可能是子宫腔细胞和组织脱落而来，难以准确反映疾病的真实状况，故目前对于分段诊断性刮宫的结果存在争议，临床应用也越来越少，其结果仅供参考。

（3）宫腔镜检查+诊断性刮宫：先行宫腔镜检查，了解子宫颈管及子宫腔表面情况后，退出宫腔镜，再行诊断性刮宫。如需行分段诊断性刮宫，则在扩张子宫颈和置入宫腔镜前，先行搔刮子宫颈管，标本分组送检。

（4）宫腔镜检查+直视下定位活检：部分宫腔镜检查鞘的侧孔可同时放入活检钳/活检剪，在宫腔镜直视和指引下，对子宫腔赘生物或可疑病变部位的内膜组织进行针对性的取材活检，可提高活检的阳性率和准确性，并可在一定程度上减少对子宫内膜的损伤，值得推荐。

27 医师已经为我做了子宫内膜取样，这可以明确诊断吗？

子宫内膜取样术，借助于一种特殊装置——子宫内膜取样器，获取子宫腔内脱落细胞，然后进行病理学检查以明确诊断，是一种较诊断性刮宫和宫腔镜检查操作更简单、创伤更轻微、费用更低廉、患者依从性更好的内膜病变筛查方法。

子宫内膜取样术的基本原理与子宫颈刮片脱落细胞学检查相似。

由于受到取材、制片、阅片等多个环节各种人为因素的影响，子宫内膜取样对于子宫腔和子宫内膜病变的诊断准确率有限。特别是对于阴性结果更应该结合临床资料综合分析，必要时加做宫腔镜检查和诊断性刮宫，以获得关于子宫腔和子宫内膜的准确病变信息，避免漏诊。

所以，子宫内膜取样是子宫内膜病变的筛查方法，主要适用于临床上无明显症状和异常影像学表现的女性。当子宫内膜取样诊断为子宫内膜癌时，这个结果是可信的。但如果子宫内膜取样结果为阴性，则并不能完全排除子宫内膜癌的存在。如果患者症状典型突出，影像学检查异常明显，或属于子宫内膜癌患病的高危人群，仍然推荐尽早行诊断性刮宫，有条件者最好同时行宫腔镜检查。

28 我做了诊断性刮宫，这个结果准确吗？

诊断性刮宫的阳性结果可信，阴性结果需谨慎。

诊断性刮宫是刮取子宫内膜或子宫腔内容物进行病理检查的

手术，是目前诊断子宫内膜病变最常用的方法。

诊断性刮宫是妇产科常做的小手术，可分为一般诊断性刮宫和分段诊断性刮宫 2 种方式。既往对于临床拟诊为子宫内膜癌的患者，多主张分段诊断性刮宫以了解子宫颈有无肿瘤侵犯，并将其结果作为子宫内膜癌分期的依据。由于可能受到子宫腔脱落细胞的污染和诊断性刮宫操作的影响，FIGO 2009 关于子宫内膜癌手术病理分期的标准不再将分段诊断性刮宫的结果作为分期的依据。因此，目前对于拟诊子宫内膜癌的患者，不再强调分段诊断性刮宫。

诊断性刮宫是一种盲目性的子宫内膜活检手术，具有以下几个方面的局限性。

（1）诊断性刮宫过程中无法观察和了解子宫腔的具体情况，如子宫腔赘生物的部位、大小、形态等。

（2）由于受技术等因素的影响，可能遗漏体积较小和位于特殊部位的病灶，如子宫角部位等。

（3）受取材和切片等因素的影响，可能遗漏有病变的组织，导致诊断不足，甚至漏诊。

（4）由于子宫腔形态改变，如合并黏膜下子宫肌瘤、子宫腔过大、子宫腔粘连、子宫憩室等，导致刮宫不全，遗漏重要诊断。

总之，诊断性刮宫虽然是目前诊断子宫内膜病变的主要方法，其阳性结果是可靠的。但由于受多种主、客观因素的影响，诊断性刮宫存在漏诊的风险，对其阴性结果，理应结合患者的病史特点、症状和体征、影像学检查结果等综合分析。有条件者最好同时行宫腔镜检查。

29 需要多长时间才能确诊子宫内膜癌？

子宫内膜组织的病理学检查是诊断子宫内膜癌的金标准。

因各医院人力资源和工作流程不同，病理学检查结果的报告时间通常为收到标本后 5~7 天。因此，从取材之日起，一般 7~10 天后即可明确诊断。

个别情况下，常规的病理学检查尚不足以明确诊断，需要增加免疫组织化学等其他检测，则需要 10~14 天后才能得到准确的病理学诊断报告。

30 什么是宫腔镜检查术？有什么用处？

宫腔镜是一种用于子宫腔和子宫颈管内病变诊断和治疗的内镜系统，基本原理是采用膨宫介质扩张子宫腔，通过纤维导光束和透镜将冷光源经宫腔镜导入子宫腔内，直视下观察子宫颈管、子宫颈内口、子宫内膜及输卵管开口，以便针对病变组织直观准确取材并送病理检查；同时也可借助于适宜的手术器械在直视下行子宫腔内的手术治疗（图 3-1）。

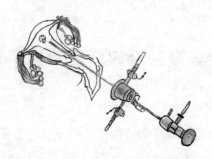

图 3-1 宫腔镜检查示意图

目前应用比较广泛的是电视宫腔镜，经摄像装置把子宫腔内图像直接显示在监视器屏幕上观看，使宫腔镜检查和手术更为方便易行。

宫腔镜检查术主要用于：①异常子宫出血的诊断；②子宫腔粘连和子宫腔畸形的诊断；③宫内节育器（intrauterine device，IUD）的定位及取出；④异常子宫腔内声像学、影像学［如 B 超、子宫输卵管造影（hystero-salpingography，HSG）、CT、MRI 等］结果的评估和确诊；⑤异常子宫腔细胞学和内膜病检结果的评估；⑥不孕症和反复自然（或习惯性）流产的宫内因素检查；⑦宫腔镜引导和监视下的输卵管内诊疗操作，如输卵管绝育或节育、通液、插管、注药、配子移植等；⑧宫腔镜手术术前评估；⑨子宫腔内手术后的随访；⑩子宫颈管肿瘤和子宫内膜癌及癌前病变的诊断与评估。

宫腔镜检查直观、准确，可定位活检，是目前诊断子宫腔和子宫内膜病变的金标准。检查过程简单，痛苦小，可以在门诊进行。随着无痛技术的推广，无痛宫腔镜检查术在临床中的应用越来越广泛。

31 | 宫腔镜检查能够区分癌症和其他疾病吗？

宫腔镜检查不能直接对子宫腔病变和子宫内膜病变做出病理诊断，但子宫腔赘生物和子宫内膜的宫腔镜下表现，有助于区分病变的性质和种类。

（1）正常宫腔镜图像

1）子宫颈管及子宫腔解剖形态

①子宫颈管：呈圆形或椭圆形管筒，黏膜呈泛白、淡红或红色，可见较深的纵行皱襞（图3-2）。

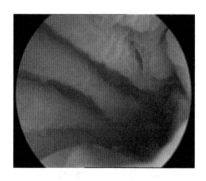

图3-2 子宫颈管

②子宫颈内口：即解剖学内口，呈圆形或椭圆形，内膜比子宫内膜薄，略呈苍白色（图3-3）。

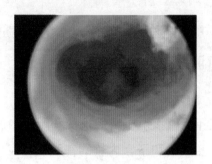

图3-3　子宫颈内口

③子宫腔及输卵管开口：底部略呈弧形凸出，双侧子宫角凹陷，略呈漏斗形，输卵管开口0.5~1.0 mm（图3-4）。

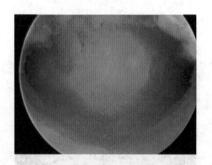

图3-4　子宫腔及输卵管开口

2）月经周期不同时相子宫内膜宫腔镜图像

①月经期子宫内膜：内膜剥脱，伴有点状出血，可见部分仍在出血的毛糙小血管。月经干净后整个子宫腔为淡黄红色内膜覆盖，转入增生期（图3-5）。

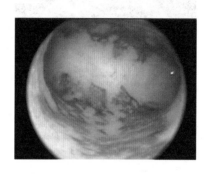

图3-5　月经期子宫内膜

②增生期子宫内膜：内膜厚0.5~8.0 mm，柔软、平坦，呈淡黄红色至鲜红色，血管纹极少，腺管开口分布均匀，清晰可辨，使内膜呈草莓样（图3-6）。

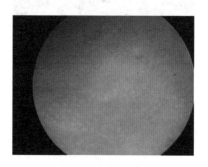

图3-6　增生期子宫内膜

③分泌期子宫内膜：内膜往往呈半球状或息肉样突起，水肿样改变，半透明白色或黄白色，可清晰透见毛细血管网，皱褶减少变浅，腺体开口难辨（图3-7）。

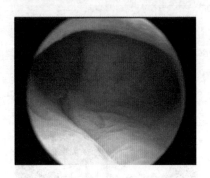

图3-7　分泌期子宫内膜

（2）异常宫腔镜图像

1）子宫腔内异物：最常见的是宫内节育器（图3-8），其次是流产后残留的胚胎组织（图3-9），手术器物残留较少见。

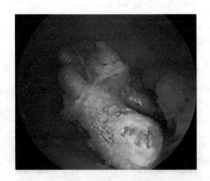

图3-8　宫内节育器

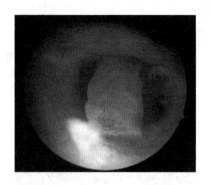

图 3-9　胚胎组织残留

2）子宫内膜息肉：由内膜腺体及其间质组成，突出于子宫内膜表面，以细长圆锥形或卵圆形多见，质软，表面平滑，大小、形态、数量、色泽各不相同（图 3-10）。

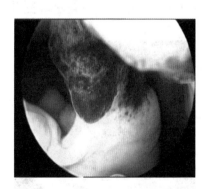

图 3-10　子宫内膜息肉

3）子宫黏膜下肌瘤：呈球形或椭圆形，突出于子宫腔内，覆盖内膜，较苍白，可见较粗的树枝状血管或走行规则的网状血管。数量、根蒂情况因人而异（图3-11）。

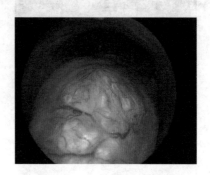

图3-11 子宫黏膜下肌瘤

4）子宫腔粘连：按部位分为周围型和中央型子宫腔粘连；按性质分为内膜性、纤维肌性和结缔组织性子宫腔粘连；按严重程度分为轻度、中度和重度子宫腔粘连等（图3-12）。

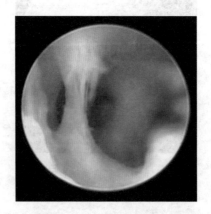

图3-12 子宫腔粘连

5）子宫纵隔：又分为完全纵隔（达子宫颈管全长）和不完全纵隔（达子宫颈内口以上）2类（图3-13）。

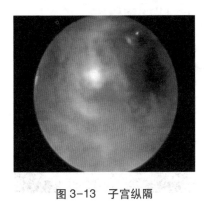

图3-13　子宫纵隔

6）子宫内膜增生

①单纯性增生：呈多发性小息肉或单个较大息肉样外观，也可呈苔状隆起，表面平滑不透明，血管较细小、走行规则（图3-14）。

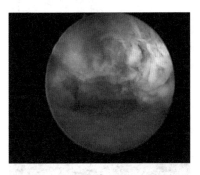

图3-14　子宫内膜单纯性增生

②复杂性增生：有明显的腺体增生，外观呈黄白色或红色不透明的息肉状或苔状突起，表面可见轻微异形血管及大小不等、分布不均的腺管开口（图3-15）。

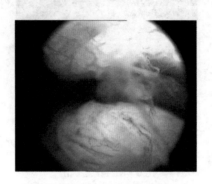

图3-15　子宫内膜复杂性增生

③不典型增生：呈息肉状突起或单纯内膜增厚，表面不透明，呈黄白色或灰白色，有异形血管。应常规行可疑病灶活检（图3-16）。

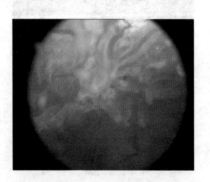

图3-16　子宫内膜不典型增生

7）子宫内膜癌：病灶局限或扩散、向内或向外生长，可表现为息肉型、结节型、乳头型或溃疡型，表面异形血管爬行，常伴有坏死、感染和出血（图3-17）。

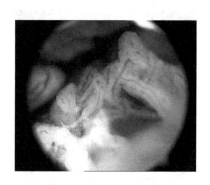

图3-17　子宫内膜癌

8）子宫内膜炎症：包括慢性非特异性子宫内膜炎、急性子宫内膜炎、子宫积脓、子宫内膜结核等（图3-18）。

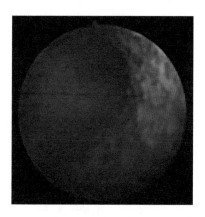

图3-18　子宫内膜炎症

9) 子宫腺肌病：子宫腔黏膜面见到腺管开口，或隐藏在黏膜下的紫蓝色结点时应考虑此病（图3-19）。

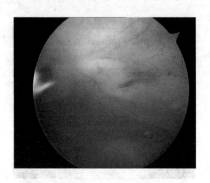

图3-19　子宫腺肌病

总之，宫腔镜不仅能确定病灶部位、大小、外观和范围，还能对病灶表面的组织结构及血管形态、走行进行细致的观察，并在直视下进行取材或定位刮宫，大大提高了对子宫腔内疾病诊断的准确性。宫腔镜以其直观、准确的特性成为妇科子宫出血性疾病和子宫腔内病变的首选检查方法。对于大部分适合做诊断性刮宫的患者，先行宫腔镜检查，明确病灶部位后再做活组织检查或刮宫更为合理、有效。

32 | 宫腔镜检查对治疗子宫内膜癌有什么帮助？

宫腔镜检查不仅可以在直视下对子宫腔病变进行定位活检以明确诊断，还可以获得关于子宫内膜癌的诸多信息，如肿瘤的部位、大小、形态及有无子宫颈管侵犯等。这些信息对于指导子宫内膜癌的治疗，特别是手术治疗，具有重要参考价值。

子宫内膜癌的部位、大小、形态及有无子宫颈管侵犯等，在一定程度上可以预测肿瘤转移的风险。例如，肿瘤直径>2 cm、肿瘤呈扩散性生长、子宫角部位肿瘤、肿瘤侵犯子宫下段和子宫颈管等均预示着子宫内膜癌出现腹膜后淋巴结转移和盆腹腔转移的风险升高。

当出现以上这些高危因素时，一方面提示对患者要进行更加全面深入的检查和评估，如盆腹腔 MRI 检查等；另一方面也要求手术治疗需要严格按照分期手术的要求进行，如腹主动脉旁淋巴结切除需要做到肾血管水平，而不能仅仅满足于低位的腹主动脉旁淋巴结切除或活检。

可见，宫腔镜检查对于指导子宫内膜癌的手术治疗和判断预后均具有重要参考价值。有条件者应该将宫腔镜检查作为子宫内膜癌术前评估的常规内容之一。

33 宫腔镜检查会促使癌症扩散吗？

目前认为，宫腔镜检查可能提高腹腔冲洗液细胞学检查的阳性率，但对子宫内膜癌的整体治疗效果没有明显影响。

宫腔镜应用于子宫内膜癌的诊断价值已被国内外众多临床研究充分肯定，在临床上也得到广泛应用。但是宫腔镜检查是否引起癌细胞扩散，一直是临床上比较关心和有争议的问题。

从理论上讲，由于宫腔镜检查时需要膨宫，增加子宫腔内压力，子宫腔内的病变细胞可以顺着水流和压力差经输卵管移至盆腹腔。故有促使癌细胞经输卵管扩散至腹腔的可能性，文献也有类似报道。研究发现，宫腔镜检查引起肿瘤细胞扩散的原因可能与膨宫时的压力与液体的流量和检查的时间有很大的关系，膨宫压力在 70 mmHg 以下时输卵管开口并未开放，基本上不会有子宫腔内的细胞向盆腔扩散。因此，在对可疑子宫内膜癌患者进行宫腔镜检查时应动作轻柔，在不影响视野的情况下尽量降低膨宫压力，减少液体流量，缩短检查时间，把肿瘤细胞扩散的可能性降至最低。

重要的是，肿瘤细胞脱落后扩散到盆腹腔，并不意味着这些肿瘤细胞就能够在盆腹腔存活下来。现有证据表明，宫腔镜检查引起的腹腔洗液细胞学阳性并不影响患者的预后。也就是说，无论宫腔镜检查是否引起癌细胞扩散，对子宫内膜癌本身的治疗效果是没有影响的。

34 | 超声检查有助于诊断子宫内膜癌吗？

超声检查是用弱超声波照射到身体上，利用人体对超声波的反射将组织的反射波进行图像化处理，通过观察和分析反射波的特征，来判断组织的特性。这是一种在妇科应用广泛的无创性检查方法。应用于妇科的一般是 B 超，可看到人体内脏各种切面图形。图形直观且清晰，容易发现较小病变。尤其是经阴道超声检查（transvaginal ultrasonography，TVS），距靶器官近，对子宫内膜病变的观察较腹部超声更加清晰直观，而且不需充盈膀胱，也不受肥胖、多重反射、肠气等因素的影响，能清晰观察到子宫内膜的厚度，并与内膜的声像形态学改变结合在一起分析，有利于微小病灶的发现。TVS 快速、简便、无创伤，是筛查子宫内膜病变的首选方法。

临床建议，常规使用经阴道 B 超对绝经期前后女性进行子宫内膜监测，可以增加子宫内膜病变的预测性，提高对子宫内膜癌的诊断质量。绝经后女性如果子宫内膜厚度>5 mm，或伴有子宫腔积液，要高度警惕子宫内膜癌的可能。

超声检查可初步判断子宫内膜癌的病变程度。子宫内膜癌肌层浸润是评估预后的主要指标之一，也是临床选择治疗方案的重要依据。TVS 能显示子宫内膜、肌层和浆膜层，根据内膜与肌层之间的低回声晕的断裂与否判断是否有浸润，观察浸润肌层的深度，以及是否累及子宫颈管。早期子宫内膜癌，子宫腔内病灶周围低回声晕完整，病灶与肌层界限清晰；中、晚期子宫内膜癌，子宫腔内见不规则强回声或减弱回声区，有的可见不规则液性暗区，子宫腔内病灶与肌层界限不清，周围低回声晕不完整，可见肌层浸润。

子宫内膜回声的强弱与肿瘤分化程度有关。分化较好者组织中腺体数量多，超声显示为高回声；反之则显示为不均匀或低回声。因此，超声检查还有助于判断子宫内膜癌细胞的分化程度，对治疗和预后判断具有指导作用。

可见，超声检查尤其是经阴道彩色多普勒超声检查，不仅有助于子宫内膜癌的诊断，也有助于肿瘤评估，从而指导治疗和预后。临床上应该将彩色多普勒超声作为子宫内膜病变的初筛手段之一。

35 CT 或 MRI 检查是否能更好地做出诊断和评估呢？

MRI 是一种生物磁自旋成像技术，它利用原子核自旋运动的特点，在外加磁场内，经射频脉冲激发后产生信号，用探测器检测并输入计算机，经过计算机处理转换后在屏幕上显示图像。它利用磁共振现象从人体中获得电磁信号，并重建出人体信息。它可以直接做出横断面、矢状面、冠状面和各种斜面的体层图像，且不会产生 CT 检测中的伪影，不需注射造影剂，无电离辐射，对机体没有不良影响。

相对于 CT 和超声检查，MRI 能更清晰地显示内膜与肌层之间的结合带，根据结合带断裂与否判断是否有浸润，观察浸润肌层的深度，以及是否累及子宫颈管等。目前认为，术前评估子宫肌层浸润深度，首选 MRI。而对于腹膜后淋巴结肿瘤转移的预测，MRI 和 CT 价值相似。

MRI 也存在不足之处。它的检查时间长，空间分辨率不及 CT，带有心脏起搏器的患者或某些身体部位有金属异物（如宫内节育器）的患者不能做 MRI。另外，MRI 价格相对较贵。

值得注意的是，所有病变，包括子宫内膜癌，诊断的唯一金标准就是病理学检查。无论是 MRI，还是 CT 或超声检查，都不是子宫内膜癌的诊断方法，而是评估病情的一种手段。这些检查所获得的信息，可以帮助医师判断和预测肿瘤的临床分期和预后，也可以指导医师制订更适宜的治疗方案。

36 正电子发射计算机断层显像能够获得更多信息吗？准确吗？

正电子发射计算机断层显像（positron emission computed tomography，PET-CT）是 PET 与 CT 检查的完美融合。PET 使

用的葡萄糖代谢显像剂主要是^{18}F-氟代脱氧葡萄糖（^{18}F-fluorodeoxyglucose，^{18}F-FDG）。其结构类似于葡萄糖，在细胞内的浓聚量与葡萄糖的代谢水平呈正相关。多数肿瘤细胞在有氧环境中具有异常旺盛的葡萄糖酵解特性，体外显像可定位异常浓聚的^{18}F-FDG来诊断肿瘤组织。通过一次显像，PET可定性、定量分析功能和代谢方面的信息；同时，CT提供精确的解剖信息，2种信息的叠加可获得全身各方位的断层图像，具有灵敏、准确、特异及定位精确等特点，能帮助查找肿瘤的精确位置，可一目了然地了解全身整体状况，达到早期发现病灶和诊断疾病的目的。其检查结果比单独的PET和CT检查有更高的准确性。

当然，任何一种间接检查都不可能百分之百地反映机体和肿瘤的全部信息。PET-CT虽然同时具备定性和定位的功效，但是在区分肿瘤和炎症方面仍然具有一定困难。

37 血液肿瘤标志物检测有助于子宫内膜癌的治疗吗？

子宫内膜癌并没有特异性的血液肿瘤标志物。

当子宫内膜癌扩散到子宫外，如卵巢转移、盆腹腔腹膜种植、腹膜后淋巴结转移时，腹膜受刺激可能会使部分患者出现血清CA125或其他肿瘤标志物水平增高。因此，血清肿瘤标志物的检测对子宫内膜癌不具备诊断和鉴别诊断的价值，但有助于病情评估、指导治疗、判断预后。

对于治疗前升高的血液肿瘤标志物，治疗后动态监测有助于评估疗效、预测肿瘤复发。

38 以上这些检查能够提供关于子宫内膜癌的什么信息呢?

组织病理学检查是子宫内膜癌的确诊依据。

经阴道超声检查（TVS）可了解子宫大小、子宫腔形状、子宫腔内有无赘生物、子宫内膜厚度、肌层有无浸润及深度，可对异常阴道出血的原因做出初步诊断，并为进一步检查的选择提供参考。典型子宫内膜癌的超声图像为子宫腔有实质不均匀回声区，或子宫腔线消失、肌层内有不均匀回声区。彩色多普勒显像可显示丰富血流信号。

宫腔镜检查可直接观察子宫腔及子宫颈管内有无病灶存在，病灶大小及部位，宫腔镜直视下取材活检对诊断子宫内膜癌更准确。

其他的影像学检查更多地用于治疗前评估，MRI 对肌层浸润深度和子宫颈间质浸润有较准确的判断，CT 可协助判断有无子宫外转移。

血清 CA125 升高可作为子宫外转移的辅助指标，也是疗效观察的指标。

　　临床诊疗过程中，主治医师会根据患者的病情需要，并结合患者的经济承受能力和个人意愿来建议和执行必要的检查，以便获得关于患者病情更加全面和准确的信息，指导诊疗方案的制订和进行预后判断。作为患者和家属，应该如实向医师反馈自己的具体情况和意愿，但应避免过多和过度地干预临床医疗决策。

39 | 子宫内膜癌有不同的类型吗？

　　子宫内膜癌可以简单地分成两大类，即雌激素依赖型和非雌激素依赖型，亦称为子宫内膜样腺癌及非子宫内膜样腺癌。

　　子宫内膜样腺癌约占全部子宫内膜癌的 90%，预后较好。非子宫内膜样腺癌，又称特殊亚型子宫内膜癌，主要包括浆液性癌、透明细胞癌、黏液癌等，约占全部子宫内膜癌的 10%，预后不良。

　　医学上对于子宫内膜癌的分类要更加细致和复杂，世界卫生组织（World Health Organization，WHO）（2014）关于子宫内膜癌的分类见表 3-1。

表 3-1 子宫内膜癌的分类（WHO 2014）

分类	类型	ICD-10 编码
Ⅰ型	子宫内膜样腺癌	8380/3
	伴鳞状分化型	8570/3
	绒毛腺型	8262/3
	分泌型	8382/2
	绒毛细胞型	8383/3
Ⅱ型	黏液癌	8480/3
	浆液性癌	8441/3
	透明细胞癌	8310/3
少见类型	混合性癌	8323/3
	鳞状细胞癌	8070/3
	移行细胞癌	8120/3
	小细胞癌	8041/3
	未分化癌	8020/3

注：ICD-10. international classification of disease 10，国际疾病分类第 10 次修订

40 | 不同类型子宫内膜癌的治疗方法和治疗效果相同吗？

　　无论何种类型的子宫内膜癌，均需遵循以手术为主的综合治疗这一基本原则。在遵循规范化的前提下，还需结合肿瘤的组织学类型、累及范围及是否存在影响预后的高危因素，兼顾患者年

龄、文化、经济及全身情况等制订适宜的治疗方案。

原则上，对于肿瘤局限于子宫的早期子宫内膜癌患者，提倡全面分期手术。对于肿瘤已经超出子宫范围，出现盆腹腔、腹膜后及远处转移的患者，能手术者尽量通过手术切除病灶，减轻肿瘤负荷，术后再辅以放疗和化疗等。对于失去手术机会的晚期子宫内膜癌患者，可尝试化疗、内分泌治疗等姑息性治疗。

即使同为早期肿瘤，不同组织学类型的子宫内膜癌在手术治疗方案方面也存在一些差别，其预后也不尽相同。总体而言，雌激素依赖型（Ⅰ型）子宫内膜癌以手术治疗为主，预后良好，而非雌激素依赖型（Ⅱ型）子宫内膜癌手术治疗后常需要补充化疗，预后较差。就手术范围而言，Ⅰ型低危组子宫内膜癌的基本术式为子宫及双侧输卵管卵巢切除，可不行腹膜后淋巴结切除，或只行盆腔淋巴结切除。当患者具有影响预后的高危因素，如低分化、深肌层浸润、脉管间隙浸润、肿瘤直径>2 cm、子宫颈转移及术前影像学检查或术中探查提示淋巴结转移和子宫外转移等，需要行高达肾血管水平的腹膜后淋巴结切除。Ⅱ型子宫内膜癌的全面分期手术不仅要求常规行高达肾血管水平的腹膜后淋巴结切除，还需同时切除大网膜。

41 我需要去医院做这些检查吗？

上述检查只有在有条件的医院才能完成，故患者需要去医院做这些检查。这些检查基本上都可以在门诊完成，无须住院。如有需要，住在医院详细完善各项检查，并与主治医师进行充分的交流和沟通，有助于更好地理解和配合治疗，也是不错的选择。

第4章

子宫内膜癌的治疗

42

子宫内膜癌能治疗吗？都有哪些治疗方法？

子宫内膜癌当然能治疗！不仅如此，子宫内膜癌还是所有实体恶性肿瘤中治疗效果相当好的一类。

子宫内膜癌的治疗应根据患者的年龄、身体状况、病变范围及组织学类型，选择适当的治疗方式。因子宫内膜癌绝大多数为腺癌，对放疗不敏感，故治疗以手术为主，其他还有放疗、化疗、内分泌治疗（如激素等）、靶向药物治疗等综合治疗。早期患者以手术为主，按照手术病理分期的结果和复发高危因素选择辅助治疗；晚期患者采用手术、放疗及药物在内的综合治疗。

（1）手术治疗：是子宫内膜癌最主要的治疗方法。对于早期患者，手术目的为手术病理分期，需切除病变的子宫和可能存在的转移病灶，准确判断病变范围和预后相关因素，并指导术后辅助治疗的选择。标准的子宫内膜癌分期手术包括筋膜外全子宫切除+双侧输卵管卵巢切除+盆腔淋巴结系统性切除+腹主动脉旁淋巴结切除；其中，腹主动脉旁淋巴结切除最好达到肾血管水平；对于特殊类型的子宫内膜癌，还需要常规切除大网膜。晚期患者也应争取手术治疗的机会，手术尽量减瘤，为术后放化疗创造条件。另外，对于符合保留生育功能治疗的早期子宫内膜癌患者，通过宫腔镜电切技术切除病灶，有利于提高保守治疗的效果。

（2）放疗：是治疗子宫内膜癌的有效方法之一。单纯放疗仅适用于年老体弱及有严重内科合并症不能耐受手术或禁忌手术者，以及Ⅲ期以上不宜手术者，包括子宫腔内及体外照射。术前放疗很少采用，但对于阴道大量出血、一般情况差、合并症多、短期内无法耐受手术的患者可以先行放疗止血并控制疾病进展。术后辅助放疗在临床应用较多，指征主要包括淋巴结转移、子宫肌层浸润>1/2、肿瘤分化较差、阴道切缘癌残留等。目前放疗多合并化疗增敏，又称为同期放化疗。

（3）化疗：很少单独应用于子宫内膜癌，且多用于特殊类型的子宫内膜癌，如浆液性癌、透明细胞癌等，或复发病例，或具有复发高危因素的手术后患者，如低分化肿瘤、腹膜后淋巴结或远处转移等患者。

（4）激素治疗：主要用于晚期或复发患者、保留生育功能的患者、具有高危因素的患者（术后辅助治疗）。目前尚无公认的孕激素治疗方案，其治疗价值也饱受争议。

（5）中医治疗：手术和放化疗后可给予患者中医治疗，固本扶正，提高患者的机体免疫力。

43

什么是子宫切除？切除子宫后会有什么样的后遗症？

子宫是女性生殖器中的一个重要器官。子宫切除术就是把子宫的部分或全部从其正常的部位移除，通常也可称之为"子宫摘除术"，是一种用于治疗各种子宫良恶性病变的常见有效方法。

根据子宫切除的范围，大体上可分为全子宫切除术、次全子宫切除术、改良根治性子宫切除术、根治性子宫切除术、超根治性子宫切除术。

（1）全子宫切除术：通常意义上的子宫切除要求切除全部的子宫体和子宫颈，即全子宫切除术（图4-1）。其手术适应证为子宫体或子宫颈良性疾病，或子宫内膜、子宫颈的癌前病变，或一部分早期的子宫恶性肿瘤。为防止输卵管病变，子宫切除时通常建议切除双侧输卵管，可视具体情况保留或切除单侧或双侧的卵巢（图4-2，图4-3）。全子宫切除术有筋膜内、外之分，传统的全子宫切除术是指后者。筋膜内子宫切除术在切除子宫体及子宫颈管内膜、肌层及移行带的同时，保留了子宫颈筋膜，保持了盆底及阴道的完整性，减少了术中周围脏器损伤等并发症发生的概率，同时避免次全子宫切除术后子宫颈残端癌或残端良性病变的发生。主要适用于年轻的子宫良性病变患者。

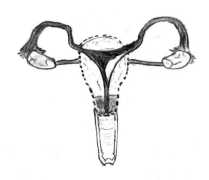

图 4-1　全子宫切除术示意图

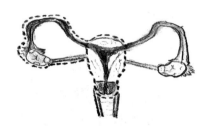

图 4-2　全子宫+单侧附件切除术示意图

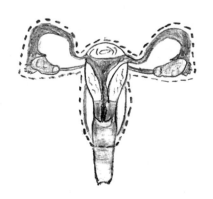

图 4-3　全子宫+双侧附件切除术示意图

（2）次全子宫切除术：该术式只切除子宫体，保留了子宫颈及与其相连接的盆底韧带等组织，故也有人称之为"子宫颈上子宫切除"（图4-4）。相对于全子宫切除术，次全子宫切除术更加容易，但仅适用于子宫体良性疾病患者。由于手术无须切除子宫颈，因而不需要下推膀胱，亦无须切断子宫主韧带和子宫骶韧带，因而手术相对容易和安全，极少伤及邻近的膀胱、输尿管和直肠。因为保留了盆底和阴道的完整性，该手术方式受到医师和患者的青睐，但由于保留了子宫颈，患者术后因子宫颈残端疾病而需要再次就诊的概率也相应增加。

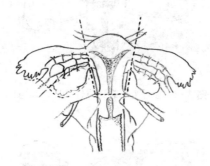

图4-4　次全子宫切除术示意图

为更好地保留卵巢的血液供应和维系相对完好的卵巢功能，近年来有学者尝试了一种新的次全子宫切除术，叫作保留子宫动脉上行支的次全子宫切除术。该术式操作相对复杂，而且保留的子宫动脉上行支并非都能保持良好的通畅度和血运，甚至有时为保留血管而不得不残留一部分子宫体组织，存在疾病治疗不彻底和术后复发的风险，临床应用并不广泛。

无论何种子宫切除术，都可以通过传统的开腹手术、经阴道手术、经腹腔镜手术来完成。各种手术路径各有其适应证，且各有其优缺点。传统的开腹手术适应证广泛，操作比较容易，但手术创伤大，出血量较多，术后恢复较慢，也容易留下较大的手术瘢痕，影响美观。目前，腹腔镜手术和经阴道手术已经成为各种子宫切除术的主流方式，因其微创和美容效果而倍受患者和医师推崇。但由于我国幅员辽阔，经济和技术水平差异较大，因而各地的子宫切除术在手术路径方面差别较大。

子宫内膜癌的标准手术治疗是子宫切除＋双侧附件切除。当肿瘤局限于子宫体时，全子宫＋双侧附件切除是其基本手术方式；如肿瘤侵犯子宫颈管内膜，手术方式不变，仅当肿瘤累及子宫颈间质时，须行广泛性子宫切除＋双侧附件切除术，同时须系统性切除盆腔及腹主动脉旁淋巴结。

对于绝大多数女性，切除子宫并不会留下什么后遗症。部分患者手术质量不高，手术后恢复欠佳，加上术中、术后并发症的影响，以及术后内分泌和精神心理因素的改变，可能表现出一些后遗症。例如：①精神抑郁症状，主要与手术同时切除卵巢，导致术后低雌激素状态有关。②泌尿系统症状，如尿失禁、尿频、尿急、尿痛等一系列尿路刺激症状，主要原因仍然是卵巢切除后的低雌激素状态。③性功能减退，如性欲减退或缺乏、性活动频率减少、性反应性降低、性高潮困难及生殖器官感觉减退等，与低雌激素状态和心理因素有关。

44 什么是淋巴清扫？对治疗有帮助吗？

淋巴清扫实际上应该叫作"淋巴切除"，即手术切除盆侧壁和腹后壁大血管周围的淋巴脂肪组织，然后通过病理学检查，了解腹膜后淋巴结有无肿瘤转移。这是子宫内膜癌手术病理分期的必备内容，也是全面、准确了解肿瘤扩散转移状态，指导术后治疗和预后评估的重要依据。

子宫内膜癌采用手术病理分期，其分期手术要求所有患者都接受腹膜后淋巴结切除，有条件者最好达肾血管水平的腹主动脉旁淋巴结切除。但临床实际操作中，对于肿瘤局限于子宫体的早期子宫内膜癌，是否常规行腹膜后淋巴结切除，以及切除的范围和高度，均存在一定争议。

一般认为，低危组子宫内膜癌（Ⅰ型，中、高分化，侵犯肌层<1/2，术前评估子宫颈和子宫外均无肿瘤转移征象）切除子宫及双侧附件后，可不行腹膜后淋巴结切除，或只切除盆腔淋巴结。高危组（Ⅰ型，低分化，侵犯肌层≥1/2，子宫颈转移，术前影像学检查或术中探查发现淋巴结增大或可疑转移者，盆腹腔转移者，以及所有的Ⅱ型子宫内膜癌），须行全面分期手术，切除子宫、双侧附件、盆腔淋巴结及腹主动脉旁淋巴结，腹主动脉旁淋巴结切除最

好达肾血管水平，即高危腹主动脉旁淋巴结切除。

研究发现，无论是总生存率还是无复发生存率，盆腔淋巴结切除术对早期子宫内膜癌的预后没有帮助，但是淋巴结切除术有预测价值，其可以更准确地识别转移的范围和疾病的分期，帮助病情评估和判断预后。

45 虽然我不打算生孩子，但还想保存内分泌功能，可以只切除子宫而保留卵巢吗？

可以考虑，但需要满足一定条件。

全子宫+双侧附件切除术是子宫内膜癌手术治疗的基本方式。保留卵巢的手术治疗仅适用于满足以下条件者：①年轻（≤45岁）；②有强烈保留卵巢的意愿；③组织学类型为子宫内膜样腺癌；④肿瘤分化较好（$G_{1\sim2}$）；⑤临床期别早，MRI 检查无肌层浸润或肌层浸润深度<1/2，无子宫颈受累的证据，无子宫外转移证据；⑥有条件密切随访，依从性好；⑦术中剖视保留卵巢，行快速冷冻检查，排除卵巢转移。

保留卵巢的患者建议切除双侧输卵管，不推荐有癌症家族史、患卵巢癌风险高（*BRCA* 基因突变、林奇综合征等）的患者保留卵巢。这类患者应进行遗传咨询或基因检测。

46

可以用宫腔镜手术切除肿瘤吗？能切干净吗？会不会容易复发和扩散？

宫腔镜切除肿瘤并非子宫内膜癌常规和常用的治疗方法，仅局限于部分要求保留生育功能的患者。其目的是切除部分肿瘤，减轻肿瘤负荷，为孕激素治疗创造条件，进一步提高治疗效果。

由于肉眼无法区分肿瘤和正常子宫内膜之间的间隙，宫腔镜肿瘤电切术基本不能把握切除的范围和深度，要么切除不足，残留肿瘤，要么切除过多，增加子宫穿孔、子宫腔粘连等并发症的风险。宫腔镜检查和电切术从理论上有促使癌细胞经输卵管扩散至腹腔的可能性，但肿瘤细胞脱落后扩散到盆腹腔，并不意味着这些肿瘤细胞就能够在盆腹腔存活下来。现有证据表明，宫腔镜检查引起的腹腔洗液细胞学阳性并不影响患者的预后，也就是说，无论宫腔镜检查是否引起癌细胞扩散，对子宫内膜癌的治疗效果是没有影响的。

47

子宫内膜癌的手术治疗一定要开刀吗？能否不开刀或刀口尽量小一点？

既然是手术，就得用手术刀，所以开刀是避免不了的！但是，医师可以把刀口开得小一点，开在比较隐蔽的地方。这样，手术后一段时间就看不出开刀的痕迹了。

现代微创外科技术的飞速发展，为爱美人士带来福音。与传统的开腹手术相比，腹腔镜手术、经阴道手术、单孔腹腔镜手术等，既能很好地达到手术切除肿瘤的效果，又可以减少甚至避免手术瘢痕的形成。

对于绝大多数子宫内膜癌患者，均可通过以上微创路径完成手术治疗。但医师也必须清醒地认识到，如果子宫过大或因技术等原因不能保障手术效果、质量和安全性时，也不能盲目追求小切口和无切口，而应实时回到传统的开腹手术来，以确保对肿瘤的治疗效果和手术的安全性。

48 | 子宫内膜癌的手术治疗有多种途径吗？请告诉我各种手术路径有什么不同？

子宫内膜癌的手术常用以下 4 种途径。可以根据患者的疾病情况、意愿及医院的技术、设备条件做出个体化选择。

（1）开腹手术：适合所有的子宫内膜癌患者。开腹手术为传统的术式，易学易用，学习曲线较短。缺点是创伤较大，术后恢复较慢，腹部瘢痕明显。

（2）阴式手术：符合微创观念。缺点是术野狭窄，操作困难，而且只能切除子宫和附件，无法完成腹膜后淋巴结的切除及必要的盆腹腔同步手术。可与腹腔镜手术联合应用。

（3）腹腔镜手术：微创、视野好、效果好，能观察较隐蔽的部位和微小病灶，术后恢复快。目前该手术方式已经成熟，有条件者应当将其作为子宫内膜癌手术治疗的首选。有条件者还可尝试单孔腹腔镜手术，以进一步减少创伤。但对于子宫较大的患者，特别是难以保障经阴道完整取出子宫的患者，应将其作为腹腔镜手术的禁忌证。

（4）机器人腹腔镜手术：是高级的腹腔镜手术，采用三维立体图像，具有更高的精确性和更好的操控性，有助于减少术后并发症的发生，并把外科医师解放出来，有利于延长外科医师的职业生命。

49 开放式手术是不是比微创手术切得更干净呢？

这个问题的答案是否定的。手术切除是否彻底，手术路径只是其中的影响因素之一。更为重要的是，患者的病情和全身情况是否适合为其选择的手术路径，手术医师是否把自己最好的手术技术奉献给患者。例如，对于一位子宫很大的子宫内膜癌患者，开腹手术就比微创手术更合适、更方便、更快捷、更安全，但对于一位子宫在妊娠2个月大小以内的患者，腹腔镜手术是更好的选择。

腹腔镜手术是一种较为新兴的微创外科技术，近40年来在国内得到了迅猛发展和广泛应用，尤其在妇科手术方面，腹腔镜手术已经发展到了相当高的层面，全国县级以上的医院基本上都已开展妇科腹腔镜手术。并且，妇科腹腔镜手术已经能够完成几乎所有的妇科良恶性疾病的手术治疗。尤其是对妇科恶性肿瘤患者的腹腔镜手术，目前已处于世界领先水平。

　　腹腔镜手术是通过相应的技术把冷光源导入腹腔，以获得非常明亮的手术野照明。由于腹腔镜可以根据照明需要随意变换位置和调整角度，因而可以照射腹腔内的每一个角落。腹腔镜通过摄像和成像系统把腹腔内的情况投射到显示器上，并具有放大作用，因而能够清楚地显示体内组织的细微结构，加上没有血液的污染和干扰，与传统开腹手术相比，视野更加清晰，从而使得手术更加准确、精细，对病灶的切除更加干净、彻底，并且有效避开了手术部位以外脏器，使其免受不必要的干扰，术中出血少，手术更安全（图4-5）。

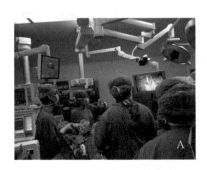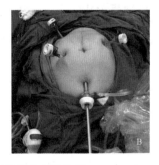

图4-5　腹腔镜手术布景及腹壁穿刺孔位置

注：A. 腹腔镜手术布景；B. 腹壁穿刺孔

与开腹手术相比，腹腔镜手术具有创伤小、痛苦少、术中出血量少、术后留置尿管时间短、肛门排气快、并发症少、住院时间短等优点，切口美观。目前，通过腹腔镜完成子宫内膜癌的分期手术，已经得到学术界和患者的广泛认可。有条件者应该将腹腔镜手术作为子宫内膜癌治疗的首选。

50 | 无论如何我都不想留有手术瘢痕，可以只选择微创手术吗？

选择何种手术路径，重点不在于是否遗留手术瘢痕和瘢痕大小，而在于是否能够安全、彻底和高质量地按照肿瘤治疗规范完成手术操作。

在手术技术允许的前提下，子宫大小是影响手术路径选择的最重要因素。对于绝大多数子宫内膜癌患者，只要子宫不超过3个月妊娠大小，通过腹腔镜完成腹膜后淋巴结切除、子宫及双侧附件切除是可行且适宜的，通过经阴道手术切除子宫也是可取的。但如果子宫过大，不仅手术视野和操作空间有限，即便是腹腔镜下把子宫完整地切下来了，也无法经阴道完整取出。而对于恶性肿瘤患者的手术，保持标本的完整性，是无瘤操作的基本原则之一。

作为患者，考虑问题的出发点与医师会有所不同。虽然选择手术路径和手术方式都属于患者的权利，但任何选择都应该以有利于疾病治疗和医疗安全为前提。对于自己不熟悉的领域和问题，应该多咨询专业医师。

一般来说，医师会基于对患者、病情、技术、设备、器械等多方面的因素进行分析，为患者提供1个首选方案和1~2个备选方案，并与患者充分沟通和交换意见，协助患者做出选择。

51 | 子宫内膜癌的手术复杂吗？危险吗？

子宫内膜癌的手术具有相当的复杂性和危险性。

子宫内膜癌的手术主要包括全子宫切除+双侧输卵管卵巢切除+盆腔淋巴结清扫+腹主动脉旁淋巴结切除，必要时还包括大网膜切除、转移病灶切除，甚至受累脏器的切除与重建。该手术属于妇科领域的Ⅳ级手术，具有相当的难度和风险。相比于子宫和双侧附件切除，子宫内膜癌的手术难度和风险主要来源于腹膜后淋巴结切除。无论是盆腔还是腹主动脉旁淋巴结，都是贴附于其相应的大血管和重要脏器的周围，如输尿管、神经、肠管等。淋巴脂肪组织与大血管和重要脏器之间的关系，虽然有一定规律可循，但个体差异较大，有时甚至因为肿瘤侵犯、炎性粘连、结构变异等原因导致淋巴脂肪组织与其包绕的血管之间间隙不清或新生血管形成。淋巴切除过程中稍有不慎，即有可能误切大血管或撕裂大血管，造成难以控制的术中大出血，直接导致手术失败，甚至危及患者的生命安全。手术的另一类风险来源于邻近脏器分离过程中的误损伤，如膀胱、直肠、输尿管、闭孔神经等。这一类损伤不会危及患者的生命安全，术中发现给予恰当处理，一般恢复良好。但部分隐匿损伤不能在手术中及时发现，手术后则可能发生严重的并发症和后遗症，如尿瘘、粪瘘等，严重影响患者的身心健康，也容易导致医患冲突和纠纷。

52 在子宫内膜癌的手术过程中，可能会碰到什么样的困难和风险呢？

如前文所述，子宫内膜癌手术具有相当的复杂性和危险性。术中常见的风险如下。

（1）邻近脏器损伤：子宫前贴膀胱，后邻直肠，两侧子宫血管与输尿管关系密切。子宫切除术中损伤膀胱、直肠、输尿管等时有发生，但总体概率不超过1%。

（2）血管损伤：在盆腔淋巴结清扫及腹主动脉旁淋巴结切除中，可能会损伤邻近的大血管，引起大出血，严重者有失血性休克的可能，需要及时大量输血以挽救生命。

（3）与麻醉相关的风险：如药物过敏、麻醉意外、麻醉误吸、麻醉失误等。一般来说，现有的麻醉方法已经十分安全，与全身麻醉直接相关的死亡风险十分低。

（4）过量出血：俗称大出血，可因大血管损伤所致，也可能因手术创面广泛渗血、凝血功能障碍等引起，必要时需要在手术过程中紧急输血以抢救生命。输血可能带来输血反应、过敏反应、输血感染及输血失误等严重问题。

53 听说大手术后常会出现许多并发症，那子宫内膜癌术后可能会出现哪些并发症呢?

子宫内膜癌术后常见的并发症如下。

（1）静脉血栓形成：恶性肿瘤患者血液黏稠度增加，加之手术创面大、手术时间长、术后卧床时间长，发生术后深静脉血栓形成的概率大大增加，而血栓脱落则可导致致命或致残的并发症，如肺栓塞、脑栓塞或死亡。

（2）淋巴囊肿形成：广泛的淋巴结切除术后，淋巴回流受阻，可能出现淋巴水肿或淋巴囊肿。主要表现为一侧或双侧下肢水肿、腹股沟区肿块等。

（3）大腿内侧皮肤感觉异常：盆腔淋巴结切除时，易损伤盆侧壁腰大肌表面的生殖股神经，以致术后出现大腿内侧皮肤感觉异常，可表现为麻木、刺痛、灼热、蚁行感等。

（4）尿瘘：术中隐性损伤、术后感染、术后缺血坏死、营养不良等均可导致膀胱和输尿管的损伤和修复障碍，进而出现尿瘘，部分患者需要再次手术修补瘘口。

（5）出血：术中止血不彻底、不牢靠，或因手术后创面脱痂，均有可能出现术后出血，量多时危及患者的生命安全，必要时需要再次行手术探查、止血。

（6）淋巴漏：腹膜后淋巴结切除后，部分淋巴管术后重新开放，以致大量的淋巴液聚集在盆腹腔，形成淋巴漏或乳糜漏，虽然大多数患者可以保守治疗成功，但也不排除需要再次手术结扎淋巴管的可能。

（7）感染：妇科手术大多为有污染风险的手术，加之手术创面大、手术时间长，术后容易发生感染性并发症，如盆腔感染、泌尿系统感染、伤口感染等。

54 我有糖尿病，可以手术吗？手术后伤口能长好吗？

糖尿病不是子宫内膜癌手术的禁忌证。只要血糖控制在合理范围内，这类患者接受手术是没有问题的。

糖尿病患者术前需要使用胰岛素控制血糖，理想的餐后2小时血糖控制在 10 mmol/L，空腹血糖控制在 7~8 mmol/L，手术前略高于这个水平也是可以接受的。

在手术前后的一段时间（围手术期），医师会定期监测患者的血糖，并尽量使其波动在正常范围内。如果术后患者的血糖偏高，并且术前也一直在服用降糖药，那么医师会给予其注射胰岛素以降低血糖，直到患者恢复正常饮食后一段时间再停用胰岛素并改回口服降糖药物。

此外，因为糖尿病会削弱患者的抵抗力，增加术后感染的风险，所以医师会适当延长抗生素的使用时间或转用更为高级、广谱的抗生素，防止术后伤口感染、愈合不良。

当然，如果条件允许，患者可以选择腹腔镜手术或经阴道手术，这2种术式腹部没有大切口，也在一定程度上减少了因糖尿病带来的伤口愈合不良等风险。

55 | 我有高血压，什么时候可以做手术？危险吗？

高血压患者围手术期有发生心律失常、心肌梗死、心力衰竭、低氧血症等疾病的危险。但高血压并不是子宫内膜癌手术的禁忌证，只要血压控制在合理范围内，这类患者接受手术是没有问题的。

理想的血压控制是<140/90 mmHg，而对于长期高血压的老年女性患者，手术前略高于此水平也是可以接受的。

高血压患者手术前应做心电图、心脏彩超，必要时做运动平板试验、心脏血管造影检查，排除严重的冠心病，请心内科及麻醉科医师共同会诊，评估心肺功能和手术风险，如果患者心肺功能尚可，可进行手术治疗。切不可因为急于手术而要求医师在血压未控制的情况下就进行手术！

56 | 我严重超重（肥胖），还能进行手术吗？

超重（肥胖）会增加手术难度，主要是因为手术暴露和操作空间受限。但绝大多数超重（肥胖）并非手术禁忌证。

为保证手术成功和手术的安全性，超重（肥胖）患者的手术方式、手术内容、手术路径需要慎重考虑。

就子宫内膜癌而言，如果患者过于超重（肥胖），在没有怀疑腹膜后淋巴结增大和转移时，可以考虑只做子宫及双侧附件切除，不必清扫腹膜后淋巴结。经阴道手术可以避开脂肪丰富的腹前壁，但对体位的要求极高。既往认为，超重（肥胖）是腹腔镜手术的禁忌证，但随着医师经验的积累、手术技术的提高，特别是腹部穿刺技术的改进和提高，腹腔镜手术在超重（肥胖）患者中体现出更多的优势。

57 | 我患了子宫内膜癌，如果我不接受手术会怎么样？是不是很快就会死亡？

子宫内膜癌患者不接受手术治疗不会很快死亡，但肿瘤会逐步进展。

子宫内膜癌的治疗方法包括手术、放疗及药物（化学药物、激素）治疗。如果不接受手术，癌症得不到控制，向子宫旁组织蔓延生长，通过淋巴结转移，晚期经过血行转移至全身各器官，出现贫血、消瘦、恶病质、多器官衰竭，以致危及生命。

子宫内膜癌的进展相对较慢。从早期进展到晚期可能要历经数年时间。即使是晚期子宫内膜癌，在出现肺、肝转移之前，进展也相对较慢，所以不会很快死亡。但子宫内膜癌患者还是应该尽量听从医师的建议和推荐的治疗方案。如果实在不能接受手术治疗，应该和医师坦诚沟通，选择既能为自己接受，又能有效治疗和控制肿瘤进展的替代方法。

58 我已经 70 多岁了，可以不做手术只进行放疗或化疗吗？

子宫内膜癌以手术为主要的治疗方法，放疗、化疗、激素治疗也有其相应的作用和价值。

手术治疗也是首选的治疗方法，其目的：一是进行手术病理分期，确定病变范围及预后相关因素；二是切除病变子宫及其他可能存在的转移病灶。如果患者年纪大，同时有内科合并症，手术风险大，不适宜手术，可以考虑接受放疗、化疗、激素治疗。但可能治疗效果不如手术，也可能出现较多与放疗、化疗、激素治疗等相关的不良反应和并发症。

59 | 手术之前，我和家人需要做哪些准备？

子宫内膜癌患者需要行全子宫或广泛全子宫切除术和腹膜后淋巴结切除术。术前准备充分，有利于手术的顺利进行和手术后的良好康复。

（1）配合完善病情评估：包括病史采集、体格检查、常规实验室检查、影像学检查、肿瘤标志物检测、内镜检查等。

（2）合并症处理：患者常合并高血压、糖尿病、贫血、感染等，手术前需积极配合纠正。

（3）知情同意：患者本人及家属应该就病情、诊疗方案、疾病预后，特别是手术风险、手术并发症及后遗症等与医师进行全面、坦诚和充分的沟通。患者和家属必须在全面了解病情和诊疗风险的情况下自愿选择治疗方案并签署手术同意书。

（4）适应性训练：如床上翻身、进食、排便等。

（5）术前准备

1）肠道准备：术前 3 天开始少渣饮食，并口服甲硝唑片 0.2 g，每天 2 次；术前 2 天进半流质饮食，术前 1 天进流质饮食，术前晚 22：00 后禁食、禁饮；术前 1 天口服泻药，术前晚及手术当日清晨各清洁灌肠 1 次。

2）阴道准备：术前 3 天开始擦洗阴道，每日 1 次。

3）皮肤准备：术前 1 天进行全身皮肤清洁，特别注意清洗脐孔内的污垢。如需同时进行经阴道操作，术前晚应剪除外阴毛发。

4）睡眠：术前晚 22：00 口服艾司唑仑片 1~2 mg，确保充足的睡眠。

5）配血备血：术前检测 ABO 及 RH 血型，并备同型红细胞悬液 800 ml 以上。

6）术前用药：送手术前应用阿托品、异丙嗪等镇静药物。麻醉前 120~30 分钟，预防性使用抗生素。

60 | 整个手术治疗期间，我需要在医院住多久？

子宫内膜癌手术治疗的住院时间会因病情、手术方式、术后康复情况等有所不同。没有合并症和并发症的子宫内膜癌手术治疗，一般需要住院 2~3 周。

（1）术前住院时间：一般需要 5~7 天，包括术前检查、评估、术前准备等。如果患者高龄，合并有高血压、糖尿病、心脏病、贫血等，手术前不仅要纠正贫血、高血压、高血糖，还需要对患者的手术耐受性进行评估，这就要增加一些特殊检查，如心脏彩超、肺功能检测等，甚至需要多学科会诊来评估手术耐受性，并制订全面适宜的诊治方案。这势必会延长术前住院时间。在有条件的医院，患者可以在门诊完善必要的检查和准备，术前住院时间可以缩短到 1~2 天，这样既可以方便患者，又可以节约医疗资源，值得提倡。

（2）术后住院时间：主要影响因素包括手术范围、手术路径、有无术中损伤及术后并发症。一般来讲，同样是全子宫切除术+双侧附件切除+腹膜后淋巴结清扫术，腹腔镜手术后 3~5 天即可出院，而传统的开腹手术则需要 7~10 天。如果为广泛性全子宫切除术，腹腔镜术后一般 7~10 天可以出院，而开腹手术则需要 10~14 天。如果术后发生尿潴留、感染等其他并发症，住院时间将进一步延长。如果单纯是尿潴留，在不需要特殊治疗时，可以考虑带着导尿管出院，在门诊进行导尿管管理。

61 子宫内膜癌术后还需要化疗吗？如果需要，一般要化疗多久？

子宫内膜癌的主要治疗方法是手术，必要时，化疗可作为手术后的补充和辅助治疗。

子宫内膜癌术后补充化疗的适应证如下。

（1）Ⅱ型子宫内膜癌，包括透明细胞癌、浆液性乳头状囊腺癌、癌肉瘤。

（2）合并有高危因素的Ⅰ期子宫内膜样腺癌，高危因素包括年龄>60 岁、淋巴脉管间隙浸润、肿瘤直径>2 cm、子宫下段或子宫颈表面腺体浸润。

（3）Ⅱ期子宫内膜样腺癌，当切缘阳性或淋巴结阳性，按Ⅲ期处理，需添加术后化疗。

（4）Ⅲ／Ⅳ期子宫内膜样腺癌。

（5）低分化癌、未分化癌、小细胞癌等特殊类型。

子宫内膜癌术后化疗多与放疗联合，极少单独化疗。化疗以铂类药物为基础，通常选用顺铂或卡铂+紫杉醇（TP方案），疗程间隔 3~4 周，共 4~6 个疗程。

62 子宫内膜癌术后的化疗一般都用哪些药物？不良反应会不会很大？

子宫内膜癌术后的化疗药物及化疗方案，需根据肿瘤组织学类型、FIGO 分期、化疗反应等进行适当的选择和调整。

（1）子宫内膜样腺癌术后化疗：推荐联合化疗方案，如卡铂+紫杉醇、顺铂+多柔比星、顺铂+多柔比星+紫杉醇、卡铂+多西他赛。单药化疗，如顺铂、卡铂、多柔比星、脂质体多柔比星、紫杉醇、拓扑替康、贝伐单抗、替西罗莫司、多烯紫杉醇、异环磷酰胺等。其中，联合方案卡铂+紫杉醇可作为子宫内膜癌术后补充化疗的首选。

（2）特殊类型子宫内膜癌术后化疗：浆液性乳头状囊腺癌和

透明细胞癌常用卡铂+紫杉醇；癌肉瘤则多选择异环磷酰胺+紫杉醇或卡铂+异环磷酰胺方案。

（3）化疗常见不良反应：化疗具有双重性，在抑制和杀灭肿瘤细胞的同时，也能够对生长较快的正常细胞有抑制和杀伤作用，会产生不良反应，并涉及血液、消化、泌尿、心血管、神经、呼吸、皮肤等全身各系统。药物种类和剂量不同，化疗不良反应也不同。化疗的不良反应不但影响化疗的进行，也影响患者的生活质量，严重时甚至可能危及患者的生命健康。

1）骨髓抑制：绝大多数抗癌药连续或大剂量使用后，容易发生骨髓抑制，引起血小板及白细胞减少，是导致药物减量或化疗终止的主要原因。除博来霉素及长春新碱等外，几乎所有的化疗药物均有程度不等的骨髓抑制作用，是造成因化疗死亡的主要原因。

2）胃肠道反应：多表现为食欲缺乏、恶心、呕吐，较骨髓抑制发生早。主要因化疗药物直接刺激胃肠黏膜，也可因化疗药物作用于延髓的呕吐中枢或第四脑室底部化学感受器所致。长期化疗的患者可能形成条件反射，引起精神性恶心、呕吐。常见药物有顺铂、放线菌素 D、环磷酰胺、卡铂、阿糖胞苷、依托泊苷、丝裂霉素、甲氨蝶呤、博来霉素、长春碱、苯丁酸氮芥等。不同个体、不同药物，反应程度不同，联合用药反应较大。

3）口腔溃疡：多发生在使用甲氨蝶呤、放线菌素 D、氟尿嘧啶等化疗时。

4）脱发：主要为药物损伤毛囊所致，最常见的化疗药物有多柔比星、甲氨蝶呤、放线菌素 D、氟尿嘧啶、环磷酰胺、长春新碱、紫杉醇等，毛发多数于停药后 1~2 个月开始再生。

5）肝功能损伤：急性肝损伤包括坏死、炎症；慢性损伤包括纤维化、脂肪变性、肉芽肿形成及嗜酸性粒细胞浸润，以甲氨蝶呤、苯丁酸氮芥、放线菌素 D、阿糖胞苷、氟尿嘧啶等多见。

6）腹痛、腹泻、便血、假膜性肠炎：多发生在使用氟尿嘧啶、巯基嘌呤、甲氨蝶呤化疗时，一般用药 7~8 天后开始出现，停药 2~3 天即可消失。

7）神经毒性反应：以长春新碱、顺铂最常见，易引起周围神经炎，如在感觉神经方面，可致四肢远端感觉障碍；在自主神经方面，可能引起自主神经功能紊乱，有便秘、腹胀、肠梗阻等症状。顺铂可造成耳鸣、听力减退或丧失。周围神经病变可于停药后 1~2 个月恢复。

8）肾损伤、尿道刺激反应：顺铂是导致肾毒性的最主要药物，多在用药后 24 小时出现肾小管上皮细胞变性，第 3~7 天变性、坏死最为明显，第 10~14 天恢复，损伤发生率和程度与用药剂量呈正相关。环磷酰胺、异环磷酰胺是引起膀胱毒性的主要药物，可导致出血性膀胱炎，表现为尿频、尿痛和血尿。

9）心脏毒性：心脏似乎对抗癌药的毒性特别敏感。据报道，各类抗癌药都有可能产生心脏毒性。以蒽环类、蒽醌类抗癌药危害较大，如多柔比星、柔红霉素常会产生不可逆的慢性心力衰竭或左心室功能障碍；紫杉醇也可引起心动过缓、室性心动过速、二联律等；氟尿嘧啶可导致心肌缺血，甚至出现心肌梗死；少数患者使用大剂量环磷酰胺、顺铂也可致急性或亚急性心力衰竭。

10）免疫功能抑制：大多数抗癌药具有免疫抑制作用，易引起免疫功能低下，甚至发生第二肿瘤。小剂量长疗程比大剂量冲击疗法或中剂量间断给药更易引起免疫抑制，间断给药可使免疫功能恢复。

11）变态反应：紫杉醇、铂类化合物、鬼臼毒素类、蒽环类、氮芥类烷化剂、博来霉素等均可发生变态反应，主要表现为荨麻疹、皮肤黏膜溃疡，严重者可引起过敏性休克。

12）局部反应：妇科化疗中有许多抗癌药对组织血管有刺激性，如氮芥、长春碱类、丝裂霉素、多柔比星、放线菌素 D 等有强刺激性，环磷酰胺、氟尿嘧啶等刺激性较轻。强刺激性药物渗透于皮下组织可引起局部化学性损伤，轻者出现红、肿、热、痛，导致浅表静脉炎，重者可造成局部软组织坏死、溃疡，甚至损伤神经、肌肉，造成永久性功能障碍。

63 | 子宫内膜癌术后，什么情况下需要放疗？

子宫内膜癌的主要治疗方法是手术，放疗是具有高危因素患者手术治疗后最重要的辅助治疗手段。

子宫内膜癌术后补充放疗的适应证如下。

（1）FIGO ⅠA期，即子宫肌层侵犯<1/2，中低分化（$G_{2~3}$）者，可考虑术后追加阴道近距离放疗。

（2）FIGO ⅠB期，即子宫肌层侵犯≥1/2，无论分化程度如何，均可考虑术后追加阴道近距离放疗。

（3）FIGO Ⅱ期及以上者，无论手术范围如何，无论其他高危因素如何，均应补充术后放疗。是否同时补充化疗，应根据病情具体分析。

子宫内膜癌术后放疗，常用盆腔外照射，阴道受累者可加子宫腔内后装放疗，腹主动脉旁淋巴结转移者需扩大照射野，以保证全覆盖。由于阴道近距离放疗不良反应更小，对于肿瘤尚未超出子宫范围者，在技术和设备允许时应优先考虑阴道近距离放疗。

具体到每一位患者，是否需要补充术后放疗，通过何种方式放疗，以及放疗剂量的掌握，医师需要全面评估患者的具体病情和身体健康状况，甚至要充分考虑和尊重患者的意愿和家属的意见。所以，作为患者和家属，可以向主治医师详细咨询，充分沟通，与医师一起来商量和制订更适宜的术后补充治疗方案，以达到既治疗肿瘤，又改善生活质量的效果。

64 术后放疗需要多长时间？需要住院吗？不良反应大吗？并发症多吗？

放疗一般需要住院治疗，有条件的医院可以开展门诊放疗。

根据放射剂量和分配的不同，一般持续约 1 个月。

与化疗会产生不良反应一样，放射线在杀灭肿瘤细胞的同时不可避免地会损伤到正常组织细胞，故放疗也有并发症。不良反应涉及全身多个系统，如消化系统、泌尿系统、生殖系统、血液系统、内分泌系统等。一般来说，消化系统和血液系统的并发症出现较早，泌尿系统的并发症出现较晚。

80%的患者盆腔外照射早期会出现腹泻、腹部绞痛、直肠下坠感，也有患者出现白细胞降低、贫血、血小板降低等骨髓抑制反应，这些早期出现的不良反应通常是急性反应，比较容易处理，对症治疗后多数症状可缓解，放疗结束后大部分会逐渐消失。

子宫与膀胱、直肠关系密切，子宫内膜癌放疗后晚期并发症常见于泌尿系统和直肠，以放射性膀胱炎和直肠炎为代表，患者出现尿频、尿急、尿痛，有时带血尿，提示放射性膀胱炎，患者出现下腹部及腰部疼痛要警惕输尿管狭窄，若出现阴道大量流液则高度怀疑输尿管阴道瘘或膀胱阴道瘘。

放射性直肠炎的临床表现为肛门下坠感、里急后重、腹泻、血便、黏液便或黏液血便，少数患者可能发展为直肠阴道瘘。手术与放疗结合会使并发症增加，特别是输尿管和膀胱的损伤增加，术后放疗后出现腹胀、呕吐需要警惕可能发生小肠梗阻。

接受盆腔和腹股沟照射的患者中少数可能发生股骨颈骨折，而且通常是年龄较大的患者。接受盆腔内照射的生育期女性，放疗后会出现阴道长度缩短、阴道黏膜萎缩，导致性交困难、性生活频率降低、性满意度降低。

随着放疗技术的提高，如三维适形放疗等，放疗相关的不良反应和并发症正在逐渐减少、减轻。医师在制订具体放疗方案时，必然兼顾肿瘤治疗效果和患者生活质量的改善。作为患者和家属，切不可讳疾忌医，因小失大，盲目抗拒术后放疗等合理化建议。

65 手术前后可以吃中药吗？吃中药是不是可以提高我对癌症的免疫力呢？

手术前后可以吃中药，但需要在有经验的中医师的指导下服用。不可偏听偏信，病急乱投医，也不可过分寄希望于中医药对肿瘤的直接治疗作用。应该在专业医师的指引下，合理选用各种治疗方法，以使之相得益彰。

手术前，患者常因长期阴道出血而出现贫血、乏力等症状，术前中药可益气养血，有助于改善患者的贫血和乏力症状，有利于患者应对手术及麻醉，在一定程度上有助于术后康复。但在围术期，不建议服用抗癌中药，这类药物通常以攻下散结为主，容易损伤正气，不利于术后顺利康复。

术后，可根据患者具体情况辨证论治。

术后近期，因手术、麻醉易损伤正气，患者术后出现气虚乏力、贫血，并且有因药物导致恶心、呕吐及胃肠道功能恢复较慢的可能，在恢复进食后可服用补气养血、促进胃肠道功能恢复的中药。因围术期属于血栓形成的高危阶段，术后 48 小时后可适当加用活血中成药或中药以减少血栓形成。

出院后，患者在一段时间内仍处于恢复期，以补气养血治疗为主，可煲汤食疗，必要时中药治疗，以助身体尽快恢复。如果术后需要补充放化疗，在放化疗期间，由于不良反应较大，伤正气，此期间仍建议以益气扶正治疗为主。

中药调理在一定程度上可改善体质，使一些亚健康的不适症状得到缓解，一些药物如党参、黄芪等可在一定程度上提高患者机体免疫力。但在预防癌症的发生上中药调理尚无确切证据有效，因为肿瘤的发生与诸多复杂因素有关。

66 听说有的子宫内膜癌需要做广泛性全子宫切除，那是一种什么样的手术？与子宫切除有什么不同？

广泛性全子宫切除术，又称根治性子宫切除术，是手术治疗子宫来源的各种恶性肿瘤的主要方式（图 4-6）。

广泛性全子宫切除术与一般的子宫切除，本质区别在于手术范围更大，要求在近盆壁处切除子宫旁组织及其主韧带，切除骶韧带及阴道3 cm 以上。因而技术要求更高，手术风险更大。

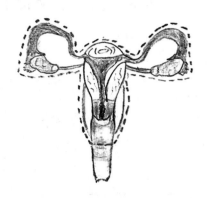

图 4-6　广泛性全子宫切除术示意图

67 子宫内膜癌患者什么时候需要接受广泛性全子宫切除？

几乎所有的子宫颈癌都需要做广泛性全子宫切除术，但子宫内膜癌通常不需要，只有在肿瘤侵犯到子宫颈时，才需要行广泛性全子宫切除术。也有学者认为，子宫内膜癌即使侵犯子宫颈，也不需要都做广泛性全子宫切除术，可以适当缩小手术范围，行改良的子宫根治术，也就是通常所说的次广泛性全子宫切除术，只需要切除主韧带、骶韧带及阴道 2 cm 就可以了。

68 | 子宫内膜癌的内分泌治疗是怎么回事？有效吗？

子宫内膜癌大多是一种雌激素依赖性肿瘤，癌组织中含有一定量的雌激素受体和孕激素受体。孕激素和抗雌激素治疗是晚期和复发性子宫内膜癌最常用的内分泌治疗方法。

现有研究表明，孕激素治疗不能明显改善早期子宫内膜癌患者的预后。但对于晚期子宫内膜癌的治疗反应率可达 20%~40%，这一作用与组织内受体浓度（尤其是孕激素受体）呈正相关。最常用的药物有 17α-己酸孕酮、甲地孕酮、甲羟孕酮等，一般以较大的负荷量用 6~8 周，之后逐渐减至维持量，维持 1~2 年。

抗雌激素治疗主要包括直接对抗雌激素作用和减少雌激素合成 2 种方式。前者代表性药物为他莫昔芬。他莫昔芬是一种非甾体类抗雌激素类药物，本身亦有极微弱的雌激素样作用。他莫昔芬与雌二醇竞争受体，减少新雌激素受体的合成，降低组织对雌激素的正常反应，从而抑制细胞增生。另外，他莫昔芬还可诱导产生孕激素受体。因此，对于雌激素受体阳性而孕激素受体阴性者，可以先用他莫昔芬 2 周，以后再用孕酮，也可与己酸孕酮联合应用或序贯应用。

来曲唑等是第 3 代芳香化酶抑制药，能阻断芳香化酶，降低雌激素水平。子宫内膜癌组织中芳香化酶含量高于周围正常组织，因而芳香化酶抑制药对子宫内膜癌也有一定治疗作用。治疗应持续到证实肿瘤出现进展为止。

如前所述，内分泌治疗对子宫内膜癌作用有限，仅适用于晚期和复发患者的姑息性治疗，要求肿瘤组织雌激素受体、孕激素受体表达阳性。内分泌治疗不可滥用，不主张对所有子宫内膜癌患者手术后常规使用大剂量孕激素治疗。

69 子宫内膜癌术后是不是很快就会衰老？有办法延缓或改善这种情况吗？

子宫内膜癌的手术治疗常切除子宫、卵巢和输卵管。卵巢切除后，机体只能依靠外周脂肪组织合成少量的雌三醇。雌三醇与卵巢分泌的雌二醇相比，作用极其微弱。机体因此进入低雌激素状态，相继出现潮热、出汗、失眠、疲乏、阴道干涩等血管舒缩和生殖道萎缩相关综合征，即所谓"更年期综合征"，又称"围绝经期综合征"。此时患者会明显感觉到自己衰老了。

与正常绝经的过程不一样，子宫内膜癌患者的卵巢切除和雌激素缺乏是突然发生的，因而围绝经期综合征表现更加明显、严重，对患者的身心健康影响更大。个别患者可发生严重的抑郁症，甚至有自杀倾向。

激素补充治疗（hormone replacement therapy，HRT）是通过补充外源性雌激素，来弥补机体内源性雌激素不足的治疗方法，可以在一定程度上缓解低雌激素所带来的各种症状，有利于改善患者的生命质量，延缓和减轻骨质疏松、心血管疾病、生殖道萎缩、下尿路症状等退行性病变给患者带来的不利影响。

对于正常绝经过渡期和非雌激素依赖性疾病的患者，医师提倡使用 HRT。但对于子宫内膜癌患者，因为顾忌雌激素对肿瘤复发的潜在促进作用，临床上的应用十分谨慎。基本原则如下：①充分评估肿瘤复发风险，尽可能地使患者获益更多。②不主张单一雌激素应用，尽量使用非雌激素制剂或联合使用孕激素类药物。③雌激素制剂以局部应用为主，尽可能避免全身用药。④使用最低的有效剂量。⑤遵循个体化原则，与患者充分沟通，让其知情选择。⑥吸烟、有乳腺癌病史、卒中史、血栓栓塞性疾病史者禁用雌激素替代治疗。

第5章

子宫内膜癌的术后护理和随访监测

70 我刚做完子宫内膜癌手术，在饮食、活动等方面需要注意什么？

手术后进食、进饮的时间因人而异，也与麻醉和手术方式密切相关。

一般来说，只要不是涉及胃肠道的手术，术后清醒6个小时以后即可开始喝水并进流质饮食；待肛门排气后，就可以进半流质饮食了，但要等到肠道功能完全恢复且排便以后才可以进普通饮食。

子宫内膜癌手术通常采用腹腔镜全子宫切除，患者恢复清醒后就可以恢复进食。患者开始可以先喝些温开水或汤水，若没有不适应的现象，术后2~4小时就可以进食半流质饮食（如粥、粉、面等易消化食物），术后第2天就可以恢复正常饮食。

如果患者行经腹或阴式全子宫切除，术后6小时才能开始流质饮食，待肛门排气，恢复胃肠道功能后，进半流质饮食1天，若无不适，再恢复正常饮食。

如果手术过程中有什么特殊情况，需要对术后饮食做特殊规定，手术医师、主管医师和主管护士会及时给予医嘱。如果有不明白的地方，患者也可以在需要时再次咨询主管医护人员，得到明确指导意见后再合理安排自己的饮食。

由于伤口的愈合需要补充蛋白质，故患者应多吃鱼、瘦肉、蛋类等促进身体恢复。术后早期忌食活血中药，如当归、党参、鹿茸，避免进食油腻、辛辣、烤炸等刺激性食物。且术后宜增加蔬菜及水果的摄入，避免产气体的食物，如牛奶、地瓜、豆类、洋葱、甜品等，以减少术后腹胀引起的不适。

关于术后活动，多数患者和家属都错误地认为术后必须卧床休息。这种观点非常不正确。术后适度活动，不仅有利于促进血液循环和呼吸功能的恢复，促进伤口愈合和机体恢复，还有利于防止深静脉血栓的形成、致密性血栓的脱落及栓塞性疾病，同时也可防止压疮、便秘等并发症。因此，医师提倡术后尽早恢复活动。

术后下床活动的时间不宜受到特别限制，在机体能够耐受的情况下，均应提倡早期下床活动。尤其是腹腔镜和阴式手术均属于微创手术，创口小，恢复快，术后第1天均应下床活动。但对于营养不良、体质虚弱、手术后情况不稳定的患者或有其他并发症的患者，可适当延长术后下床活动的时间。

其实，即使患者躺在床上，也应做一些小腿的运动，移动双足画圈1分钟，或在1分钟内轮流屈伸下肢5次。只要有空，不妨多做几次这样的运动。

71 子宫内膜癌术后多久可以出院？出院后又需要注意什么？

子宫内膜癌手术治疗后，只要无发热，无严重的伤口疼痛，患者自我感觉良好，日常生活基本能够自理，就可以考虑出院了。

对于阴式和腹腔镜下全子宫切除术，术后住院时间为 3~5 天；对于广泛性全子宫切除术，术后住院时间为 10~14 天。医师会根据患者的病情和手术方式，以及术后的恢复情况来建议患者住院观察的时间和出院的时间。

术后患者若出现手术并发症，或合并其他内外科疾病，或需转放、化疗科进行后续治疗，视病情需要适当延长住院时间。如果患者的伤口需要拆线，建议术后第 7 天拆线，伤口愈合良好再出院。是否可以出院还取决于其他因素，如任何腹部疼痛、发热、出血等，这些症状都提示患者术后尚未恢复良好，需要继续留院观察和治疗。

出院回家后要注意休息，加强营养，但也要劳逸结合，均衡膳食，保持正常的心态和良好的心情，不可大喜大悲，并严格按照医师的嘱咐按时回医院复诊。

即使已经出院回家休养，只要患者有任何不适，也应该及时告知主管医师或回院就诊，因为子宫切除术后常可出现一些不可预期的并发症，而有些并发症发生得较晚，甚至是出院后才出现的。

72

我已经完成了子宫内膜癌的手术治疗，但还有癌症家族史，如乳腺癌、肠癌，需要做进一步的检查吗？

子宫内膜癌有一定的家族遗传易感性。

（1）对于患有 Lynch 综合征的女性（也称为遗传性非息肉病性结直肠癌），其发生结肠癌、卵巢癌及 I 型子宫内膜癌的风险增加。它是一种常染色体显性遗传病，特点是其中一个错配修复基因的胚系突变，主要包括 MLH1、MSH2、PMS2 及 MSH6 基因突变。由于发生基因突变的个体差异性，70 岁的累积发病风险率为 16%~61%。约有 10% 在 50 岁之前被诊断为子宫内膜癌的女性被证实患有 Lynch 综合征。在 >40 岁的女性中，这种风险明显增加，对于具有此种遗传倾向的女性，其发生子宫内膜癌的平均年龄为 48~50 岁。

（2）考登病（Cowden disease），是一种罕见的具有癌症易感性的常染色体显性遗传肿瘤综合征，它的特点是 PTEN 基因的突变，与乳腺癌、甲状腺癌及子宫内膜癌的发病有关。BRCA 基因的细胞突变与子宫内膜癌的发病风险之间的关联同样是有意义的。

故对于有乳腺癌、肠癌家族史的患者，可以选择性行部分基因位点检测，但并不作为常规推荐。

73 | 子宫内膜癌术后如何监测随访？

子宫内膜癌初始治疗结束后需终身随访。随访时间为术后前 2~3 年每 3~6 个月随访 1 次；之后每 6~12 个月随访 1 次；5 年以后每年随访 1 次。

随访内容包括症状询问和病史采集；生活方式、肥胖、运动及营养咨询的健康宣传教育；针对肿瘤的体格检查，如浅表淋巴结触诊、妇科检查、直肠指检等；必要的血清肿瘤标志物检测，如 CA125、人附睾蛋白 4（human epididymis protein 4，HE4）、CA199、癌胚抗原（carcino-embryonic antigen，CEA）等；影像学检查，如盆腹腔彩超、CT、MRI 等，怀疑远处转移时行 PET-CT 检查；病理学检查，如阴道残端脱落细胞学检查、可疑病灶的活检等。

74 | 子宫内膜癌术后随访时医师会做哪些检查？每次的检查项目都一样吗？

子宫内膜癌术后应坚持定期随访。随访内容主要包括病史采集、体格检查、影像学检查、肿瘤标志物检测等。具体检查内容，医师会根据肿瘤类型、手术病理分期、手术方式、手术前的肿瘤标志物情况、手术后的间隔时间、手术后患者的症状，以及体格检查所发现的体征等进行适当调整和组合。其中，对于病史采集和体格检查，在每次随访时都应该仔细询问和全面检查。影像学检查和血清肿瘤标志物检测则可灵活调整。但检查发现可疑复发时，应及时通过活检和病理学检查得到确诊或排除。

75 子宫内膜癌术后 1 个多月开始反复出现潮热、出汗、失眠等症状，有时控制不了自己的情绪，这是什么原因呢？该怎么处理？

子宫内膜癌的手术治疗，需要常规切除子宫、输卵管和卵巢。其中，卵巢不仅是产生卵子、繁衍后代的基础和源泉，也是产生性激素、维持女性月经和第二性征的内分泌基础。

卵巢切除或受到放射损伤以后，机体不能合成足够的雌激素，便会相继出现雌激素低落的症状，如潮热、出汗、失眠等围绝经期症状，这就是通常所说的"人工去势"或"人工绝经"。越是年轻的患者，这些症状来得越早、越强烈，严重者可产生抑郁和自杀倾向，严重危及患者的身心健康、家庭和谐及生活质量。需要高度重视、密切关注、及时处理。

子宫内膜癌患者手术治疗后 2 周左右即可出现围绝经期综合征，表现类型和严重程度各不相同，一般术后 2 个月左右达到高峰，持续时间 3~12 个月，部分患者可长达 2 年。早期主要表现为雌激素缺乏相关的血管舒缩综合征，晚期（>5 年）相继出现各器官系统衰老性疾病。

血管舒缩综合征是因雌激素匮乏、自主神经功能障碍所引起的，以阵发性轰热、潮红、自汗及心悸为特征的综合征，可伴头痛、头晕、烦躁、口干。发作周期常为 60 分钟左右。夜间发作者多伴失眠、焦虑、恍惚、健忘等。

器官系统衰老性疾病主要包括性征退化和性器官萎缩，如乳房萎缩下垂；皮肤黏膜干枯出现色素沉着和老年斑等；心血管系统疾病，如高血压、动脉硬化及冠心病等；精神、神经系统疾病，如抑郁症、健忘、强迫观念、偏执、情感倒错、情绪不稳、迫害妄想、焦虑、多疑、感觉异常、自觉无能和厌世感，部分呈躁狂、思维错乱和精神分裂症；肿瘤易发倾向；泌尿系统感染或退行性病变，如尿频、尿急、张力性尿失禁或急迫性尿失禁；骨骼肌肉系统病变，如肌肉萎缩、骨质疏松症和易发骨折等；内分泌代谢紊乱和免疫功能减退相关性病变等。

围绝经期综合征是由雌激素低落引起的，故补充雌激素是最好的治疗方法。但大多数子宫内膜癌是雌激素依赖性肿瘤，手术治疗后使用雌激素缓解"更年期"症状，需要权衡利弊，慎重选择。尽量通过生活起居、行为心理及中医药进行调理。必要时在医师的指引下使用激素补充治疗。

（1）起居调养：生活要有规律，注意劳逸结合，保证充足睡眠，但不宜过多卧床休息。在身体条件允许时，应主动从事力所能及的工作和家务，尽量参加一些文体活动和社交活动，以丰富精神生活，增强身体素质。保持和谐的性生活。

（2）缓解过分焦虑：要解除思想负担，保持豁达、乐观的情绪。多参加一些娱乐活动，以增加生活乐趣。注意改善人际关系，及时疏导心理障碍。

（3）饮食调养：适当限制高脂肪食物和糖类食物，少吃盐，不吸烟，不喝酒，多吃富含蛋白质的食物和瓜果蔬菜。

（4）定期体检：应当定期到医院做健康检查，包括妇科检查、防癌检查等，做到心中有数，发现病情及早治疗。

（5）中医药治疗。

76 子宫内膜癌术后可以通过激素补充治疗来改善潮热和抑郁等症状吗？应该怎么用药？

子宫内膜癌术后出现潮热和抑郁等"更年期"症状，原则上以行为调理和对症处理为主，尽量不使用雌激素等激素补充治疗。但如果症状严重，或经一般的对症处理后不能获得有效缓解，严重影响患者的身心健康和生活质量，甚至威胁患者的生命时，还是要积极寻求有效的治疗办法，包括激素补充治疗。

传统的激素补充治疗包括单纯雌激素治疗和雌激素、孕激素治疗，因子宫内膜癌患者绝大多数已切除子宫，且孕激素（尤其是甲羟孕酮）可能与乳腺癌风险和心血管疾病风险增加有关。因此，对有乳腺癌或心血管疾病风险的子宫内膜癌患者，更主张应用单纯雌激素治疗。原则上选用最低有效剂量，使外周血雌激素水平达到正常月经周期的卵泡早期水平即可。

对于那些不宜或不愿选择雌激素补充治疗的患者，也可选择非激素治疗。具体如下：①黑升麻提取物，临床研究发现，黑升麻异丙醇提取物黑升麻片对缓解雌激素水平低下所引起的潮热、失眠、抑郁等围绝经期综合征症状具有良好的效果；同时没有雌激素效应，不必担心刺激残留肿瘤细胞增生的风险，对子宫内膜、乳腺均较安全，但对缓解阴道局部症状益处不明显。②组织选择性激素受体调节药，以替勃龙为代表，经过大量临床研究验证，组织选择性激素受体调节药对缓解因雌激素低下引起的全身症状非常有效；另外，对子宫内膜、乳腺相对来说较安全，对缓解阴道局部症状效果较好；同时，组织选择性激素受体调节药具有雄性激素效应，对提高性欲、改善性生活质量等方面有益处。③选择性雌激素受体调节药，以雷洛昔芬为代表，其对预防雌激素水平低下引起的骨质疏松具有明显作用，且对乳腺和子宫内膜较安全，但选择性雌激素受体调节药对缓解雌激素低下引起的全身症状不够理想。

总之，患者治疗方案具体用药的种类、剂量、用法、疗程等，均需在妇科肿瘤和内分泌医师的共同指导下进行，切不可随意服用。

77 子宫内膜癌术后给予激素补充治疗有危险吗？会不会导致癌症复发？

激素补充治疗对于缓解围绝经期症状、提高患者的生存质量具有显著作用。但由于子宫内膜癌（特别是Ⅰ型子宫内膜癌）为雌激素依赖性肿瘤，术后外源性雌激素的使用是否会刺激隐匿的肿瘤细胞生长、缩短带瘤生存时间、促进复发及降低生存率等尚不明确。

研究发现，对于早期子宫内膜癌患者，术后行激素补充治疗并未发现明显的负面影响，对患者的复发率及因子宫内膜癌导致的病死率与未用激素补充治疗的患者相比无统计学差异，但其生命质量却得到了明显改善。早期子宫内膜癌患者在成功治疗的基础上，无复发高危因素者（Ⅰ期、低分级、肌层浸润<1/2）术后可接受激素补充治疗以提高生存质量。对Ⅱ期以上、未经充分治疗的患者或Ⅱ型子宫内膜癌患者（非雌激素依赖）则不宜行激素补充治疗。

多数医师会根据患者绝经相关症状的轻重程度、肿瘤的恶性程度和分期、肿瘤的控制情况及患者对激素补充治疗的知情选择，慎重地选择和使用激素补充治疗。原则上应选用最低的有效剂量，给药途径有口服、经皮及阴道局部用药。经皮给药可以避免肝首过效应，有血栓栓塞病史的患者建议经皮给药；仅为改善泌尿生殖道萎缩症状时，可以考虑阴道局部用药。激素补充治疗方案的选择，无论是单用雌激素，还是雌、孕激素联合应用，对患者的复发率都没有明显的影响。

关于子宫内膜癌术后开始应用激素补充治疗的时机，有研究提示，术后越早应用，效果越好。但也有学者认为，75%~95%的复发在术后2~3年发生，此后再应用激素补充治疗可能更安全。也有研究提示，在术后半年内开始采用激素补充治疗并没有增加患者的复发率和病死率。

综上所述，激素补充治疗的应用并不影响子宫内膜癌患者的术后复发率及生存率。目前，尚无激素补充治疗促进子宫内膜癌治疗后复发的证据。对于肿瘤复发风险较低的子宫内膜癌患者，术后给予激素补充治疗是一种合理的选择，但要注意个体化情况，并与主治医师充分沟通后再进行。

78 | 子宫内膜癌术后经常出现尿频、尿急，有时甚至尿失禁，是怎么回事？该怎么处理？

子宫内膜癌术后出现尿频、尿急，有时甚至尿失禁，都是手术切除卵巢后全身低雌激素状态在泌尿系统的表现。

生殖道和泌尿道都是雌激素的主要靶器官。雌激素水平下降后阴道的pH变为碱性，失去了自洁作用，阴道黏膜变薄，抵抗力差，易受致病菌侵入，产生反复发作的老年性阴道炎。与阴道相邻的尿道壁失去弹性、张力下降、抵抗力降低，极易发生尿路感染，出现尿频、尿急、尿痛等症状。患者常因反复泌尿道感染而苦恼。

另外，低雌激素状态加速了盆底支撑系统组织器官的退行性变化，导致盆底支持组织平滑肌纤维变细、排列紊乱、结缔组织纤维化及肌纤维萎缩等，以致控尿、排尿功能出现紊乱和障碍。患者在咳嗽、喷嚏、大笑等腹压增加时出现不自主溢尿，即压力性尿失禁。

子宫内膜癌手术治疗后出现泌尿系统症状，在无雌激素禁忌证的情况下，定期使用阴道用雌激素可起到非常好的防治效果。在雌激素的作用下，不但老年性阴道炎能迅速治愈，而且能起到预防泌尿系统反复感染的作用。当今用于阴道局部的雌激素药物不但种类多，剂型也较前进步，如雌三醇软膏（欧维婷）、微粒化雌二醇片剂（诺坤复阴道片）均因以局部浓度高、无肝首过效应、对循环血雌二醇浓度影响小、不引起乳腺刺激、无须加用孕激素对抗、使用方便而受欢迎。另外，结合雌激素软膏用于阴道治疗效果也佳。全身补充雌激素也能维持阴道上皮健康和预防泌尿道感染，但应在专科医师的指导下用药。若生殖泌尿道炎症在使用雌激素时疗效不理想或炎症反复发作应酌情加用抗生素。

79

子宫内膜癌术后 1 个多月就出现小腿肿胀，有时甚至到大腿和会阴部，这是怎么回事？有办法缓解吗？

术后下肢和会阴部肿胀是子宫内膜癌术后比较常见的临床表现之一。其最常见的原因是淋巴回流障碍。

由于手术切除了盆侧壁所有的淋巴管及淋巴结，甚至包括部分回流静脉也被切断或凝闭，以致下肢和会阴部淋巴回流受阻。在新的回流通路没有形成之前，可表现出明显的下肢和会阴部肿胀。

由于淋巴回流受阻程度不同，侧支循环建立的速度因人而异，下肢肿胀出现的时间和程度也各不相同，甚至同一个人的两条腿肿胀程度也不一样。术后淋巴水肿是否出现及其严重程度与多种因素相关。其中，手术范围、手术后是否放疗是最主要的 2 个因素，其他如年龄、体重指数也与淋巴水肿形成相关。

一般来说，因淋巴回流受阻所致的下肢肿胀常在手术后短期内出现，凹陷性水肿居多，休息或抬高下肢后会有所缓解，行走和直立后会有所加重，但患者常无法察觉。随着时间的推移和侧支循环的逐步建立，水肿多会逐渐减轻，甚至消退。当淋巴水肿合并感染时，可出现皮肤红肿、疼痛等炎症表现。

如果患者手术后接受了盆腔放疗，造成大面积淋巴管和小静脉阻塞，侧支循环难以重建，这种淋巴水肿就会相当严重，部分患者皮肤增厚、表面粗糙，甚至坚硬如象皮，也称象皮肿，基本不能缓解和恢复。

对于术后下肢淋巴水肿，目前临床上还缺乏根治的方法。以下方法有助于缓解和控制症状：①复合理疗，包括手法淋巴引流、加压疗法、皮肤护理和运动锻炼等。②微波热疗、药物治疗、中医护理等有一定作用，但常依从性不高，效果有限。③对于严重的淋巴水肿患者或应用上述方法无效的患者需要手术。目前，主要的治疗方法有重建淋巴通道和减轻淋巴负荷2个方面。

与治疗相比，预防具有更加重要的意义。理论上应遵循2个原则：①避免下肢血流过快，因为血流的增加必定使淋巴液的产生增加，从而使淋巴循环负担加重，如高强度的下肢锻炼、感染、高温等。②避免淋巴回流阻力增加，如下肢的感染可使局部组织纤维化、淋巴管狭窄。

另外，子宫内膜癌术后出现下肢肿胀，还要警惕下肢深静脉血栓形成和肿瘤复发的可能。前者常在手术后短期内出现，与肿瘤患者血液黏滞、手术创伤及术后活动减少等有关。患者下肢肿胀多不对称，常伴有疼痛。深静脉彩超多可以确诊。肿瘤复发和包块压迫也可致下肢水肿，常在肿瘤治疗后远期出现，盆腔或腹股沟区常可扪及肿块或增大固定的淋巴结。

80 | 子宫内膜癌术后还需要定期做巴氏涂片检查吗？

由于只有在有症状的复发患者中才会发现巴氏涂片异常，故巴氏涂片或阴道细胞学检查可以不作为子宫内膜癌术后随访的常规检查内容。复诊的检查包括：①阴道视诊、盆腔检查（三合诊）；②期别晚的患者，可行血清 CA125 检查，根据不同情况，可选用 CT、MRI 等；③有家族史的患者可行相关基因检测。

81 | 子宫内膜癌术后，我的乳腺结节并没有消失，该如何检查和治疗呢？

虽然子宫内膜癌患者发生乳腺疾病的风险相对偏高。但乳腺结节与子宫内膜癌的发生和转归之间没有必然联系。

乳腺是体内多种激素调节的器官，随着年龄变化及性激素分泌调节可呈现不同的形态。但无论处于哪个阶段，当发现乳房有肿块时需要及时去看医师，以便进一步判断肿块性质。

对于青春期及育龄期女性，乳腺疾病大多数是良性病变，常见的为乳腺囊性增生及纤维腺瘤，多由于乳房腺体对激素刺激过度敏感所致；对于绝经后女性，发现乳腺包块，特别是包块活动差、增大迅速、伴疼痛、乳头溢液、皮肤及乳头凹陷、与对侧乳房不对称、腋窝淋巴结肿大等表现时，伴有上述症状越多越需要警惕乳腺癌，应及时就诊，明确包块性质。

　　无论是否行子宫内膜癌手术，乳腺检查都应结合自身情况，定期体检和掌握乳腺自我检查方法，养成定期乳腺自查习惯，同时积极参加乳腺癌筛查。建议：①40~49岁无其他高风险的女性，可以和医师讨论个体乳腺X线筛查的获益和危害，要求筛查者可每2年进行1次乳腺X线检查。②对于50~74岁女性，建议每2年进行1次乳腺X线检查。③对于40岁以下或75岁以上的女性，暂不鼓励行乳腺癌筛查。④对于有乳腺癌家族史或合并基因突变者，建议遗传咨询。

　　目前，乳腺超声是常用的、方便的、无创伤的检查方法，能初步判断包块情况，必要时可完善乳腺X线检查（乳腺钼靶检查），如怀疑为恶性包块，可进一步行乳腺包块细针穿刺活检，送病理检查，明确包块病变情况。

82 子宫内膜癌术后5年，我的子宫内膜癌是不是已经治愈了？可以恢复到得癌以前的饮食吗？

　　恶性肿瘤具有复发和转移的风险。一般来说，子宫内膜癌术后5年发生复发和转移的风险已经很低，若超过5年未复发，可以称为临床治愈，但仍然需要每年1次的复查，并且终身随访。

子宫内膜癌患者合并代谢系统疾病的比例较高，往往有"三高"，即高血糖、高血压、高血脂。高血糖、高血压及高血脂都需要患者进行饮食控制，低糖、低油、低盐饮食，并控制热量的摄入，进而控制体重，故患者术后饮食必须按照上述要求进行相应改变，并形成习惯，终身践行。

有的人可能说，我没有"三高"，那需要调整吗？对于子宫内膜癌患者，尤其是激素依赖型子宫内膜癌患者，体内的脂肪过多，可能产生过多的外源性雌激素，这些过多的外源性雌激素可能对于残余肿瘤细胞产生不良刺激，故低脂饮食、保持体重、积极的身体锻炼对于术后身体的恢复和预防肿瘤复发有积极的帮助。

83 | 子宫内膜癌术后，在什么情况下我需要紧急回医院就诊？

子宫内膜癌手术治疗后，一般住院5~7天即可回家休养。但这并不代表治疗结束和躯体完全康复。一般来说，手术后1个月内，患者仍然存在一定的与手术及合并病变相关的并发症风险。当出现以下情况时，应该立即咨询主治医师或回院复诊。

（1）阴道出血：术后1周内，可以有少量的血性分泌物。但如果阴道出血较多、鲜红，伴有血块、腹痛、发热等，或持续时间超过1周，应该复诊。

（2）阴道排液：子宫内膜癌术后不应该有阴道流水和排液现象。如果突然出现大量的阴道排液或持续性的阴道流水，应该尽快复诊。

（3）腹痛：因为手术和创伤的影响，术后出现的腹痛在多数情况下属于正常术后反应。但应该知道，正常术后腹痛一般不会很严重，也会随着时间的推移逐渐减轻。如果疼痛剧烈，或突然出现，或持续不缓解，特别是伴有发热、寒战、停止排便和排气、阴道出血和流液时，更应该及时就诊。

（4）发热：术后发热多数与感染有关，会严重影响术后康复，甚至会带来严重的并发症和后遗症。所以当出现术后高热、持续低热、不明原因的发热等情况，应该立即复诊。

（5）下肢肿胀伴疼痛：要警惕下肢深静脉血栓形成，需及时复诊。

（6）其他紧急情况：如昏迷、晕倒、剧烈头痛、胸痛等。

第6章

防治子宫内膜癌复发

84

子宫内膜癌治疗后复发风险高吗? 大概什么比例?

任何癌症治疗之后,患者体内都有可能会残留一些微小病灶和肿瘤细胞。肿瘤组织里面也总是会包含处于增生活跃和相对静止的两大类细胞,前者对放化疗敏感,容易杀灭,后者则极难彻底杀灭。当治疗结束后,这些暂时处于休眠状态的肿瘤细胞就会因为躯体免疫力降低而苏醒,进入增生状态,成为肿瘤复发的根源。

癌症治疗后,复发的概率和时间因患者的肿瘤类型、临床期别、治疗反应、机体免疫力等不同而相差甚远。子宫内膜癌大多发现较早,手术容易切除彻底,所以治愈率较高,复发率较低。Ⅰ期和Ⅱ期患者术后复发率约为 15%,其中 50%~70% 的复发患者有症状。大多数复发发生在治疗后 3 年内。孤立的阴道复发经放疗后 5 年生存率达 50%~70%。复发超出阴道或盆腔淋巴结则预后较差。

正因如此，治疗的结束并不意味着患者与癌症的战斗取得了彻底胜利。医师必须强调治疗后癌症患者定期随访监测的重要性。复查包括原发病灶的复查、肿瘤相关指标的复查、影像学复查等。

85 | 确诊子宫内膜癌后，应该怎样做？

鉴于恶性肿瘤的生物学特性，子宫内膜癌的复发难以避免。复发率的高低主要取决于肿瘤的恶性程度和病变范围，当然首次治疗方案的选择也是影响复发的重要因素。换句话说，肿瘤类型、临床期别、治疗反应、患者体质是影响复发率和复发时间的主要因素。患者确诊子宫内膜癌后，应进行以下治疗。

（1）正规治疗：子宫内膜癌明确诊断后，需要到有资质、有条件及有技术保障的医院找有妇科肿瘤诊治经验的医师给予治疗，切不可病急乱投医、道听途说、偏听偏信，更不可贪图方便、便宜而到不正规诊所或个人处就诊。

（2）坚持随访：治疗结束后一定要遵照医嘱，按时复查，完善必要的评估和检查，以便尽早发现肿瘤复发和转移，并给予恰当的干预和治疗，以改善总体治疗效果，提高患者的生存率，延长患者生命期，改善患者的生活质量。

（3）舒缓生活：对任何人来说，无论患什么疾病都是不幸的，但生老病死，也是生命的自然规律。由于医学的局限性，目前还有很多疾病不能治愈。患病以后的焦虑、抑郁、沮丧等情绪虽然属于人的正常反应，但过分的担忧不但不利于疾病治疗和躯体康复，反而容易进一步降低机体免疫力，影响治疗效果，所以作为患者，应该正视问题，尽量保持心情舒畅，养成合理的作息时间，适量运动增强体质，健康均衡膳食，提高机体免疫力，积极配合治疗和随访监测，与医护人员携手，共同与疾病做斗争。

86 | 子宫内膜癌一般多久会复发？有什么症状可以提示癌症可能复发了？

大多数（65%~85%）子宫内膜癌复发是在初次治疗后的3年内发现，其中40%的复发为局部复发。整体来说，约75%的复发患者有症状，而约25%无症状。

子宫内膜癌治疗后复发以阴道和盆腔最常见，其次是肺和骨转移。因复发和转移的部位不同，患者症状也有所差异。

一般情况下，子宫内膜癌治疗后如果出现阴道出血、阴道排液、慢性咳嗽、骨关节疼痛、不明原因的下肢肿胀、腹胀、体重减轻等，应当警惕肿瘤复发的可能，需要及时到医院复诊，查明原因，及时处置。

87

子宫内膜癌术后 2 年，一直有性交后出血，为什么呢？是不是肿瘤复发了？

子宫内膜癌术后 2 年了，如果是一直有性交后出血，多半不是肿瘤复发，更多时候应考虑阴道的炎症和损伤。

子宫内膜癌手术切除子宫后，阴道残端伤口的愈合受很多因素影响。部分患者因为术后感染或营养不良等导致阴道残端愈合不良，出现炎性肉芽或息肉，更有甚者出现阴道残断裂开。这种情况下，如果受到外力刺激，如性交，就会出现肉芽或息肉表面损伤而出血，如果阴道残断裂开，可以表现为剧烈疼痛和大量的阴道出血。

另外，子宫内膜癌手术切除卵巢后，机体的低雌激素状态会导致阴道黏膜变薄、充血，甚至自发性的出血，即所谓萎缩性阴道炎。特别是合并感染或受到外力摩擦如性交等，阴道黏膜极易损伤而致出血。

手术后接受盆腔和阴道放疗的患者，由于放射可致阴道萎缩、粘连、狭窄，在性交等机械性外力作用下，也可发生损伤和出血。

当然，治疗后阴道出血也是子宫内膜癌治疗后复发的表现之一。如果阴道残端或阴道黏膜存在肿瘤病灶，性交时因为碰撞可导致肿瘤病灶损伤和出血。

总之，子宫内膜癌术后无论何时出现何种形式的阴道出血，都应该及时复诊，以便确认或排除是否肿瘤复发，并在医师的指导下给予及时和恰当的处置。

88 我因为子宫内膜癌做了手术和放疗，之后时不时会发现小便或大便里有血丝，是提示肿瘤复发转移了吗？

盆腔肿瘤放疗后，反复出现无痛性血尿和血便，通常是放射性膀胱炎和放射性肠炎的表现。极个别为肿瘤复发并侵犯泌尿道、肠管的征兆。

子宫内膜癌手术治疗后，对于已经发生邻近器官和（或）组织侵犯和转移的患者，以及存在复发高危因素的患者，常需要补充盆腔外照射和（或）阴道近距离放疗，放射野将覆盖所有盆腔脏器及部分下腹部脏器和组织。

膀胱和直肠位于盆腔，并与阴道残端紧密相邻，不可避免地会受到放射线的照射。部分因体位改变和术后粘连而位于盆腔和下腹部的小肠管也容易受到放射线照射。膀胱黏膜和肠道黏膜对放射线均较敏感，尤以后者为甚。

放射性膀胱炎的发生与放射总剂量、放疗技术及个体放射敏感性差异有关，发生率为 2.48%～5.60%。根据膀胱黏膜的受损程度，可人为地将放射性膀胱炎分为轻度、中度和重度。轻度仅有轻度症状和体征，如尿急、尿频、尿痛等；膀胱镜检查可见黏膜混浊、充血、水肿。中度除上述症状外，尚有膀胱黏膜毛细血管扩张性血尿，可反复发作；膀胱镜检查可见黏膜水肿，相当范围的纤维膜、毛细血管扩张，可伴有溃疡出现，病变常在膀胱三角区后壁及输尿管间的皱褶处。重度可见膀胱阴道瘘形成。

放射性肠炎是盆腹腔、腹膜后恶性肿瘤经放疗引起的肠道并发症。根据肠道遭受辐射剂量的大小、时间的长短、发病的缓急，放射性肠炎可分为急性和慢性 2 种。在早期，肠黏膜细胞更新受到抑制，之后小动脉壁肿胀、闭塞，引起肠壁缺血、黏膜糜烂。晚期肠壁引起纤维化，肠腔狭窄或穿孔，腹腔内形成脓肿、瘘管和肠粘连等。早期症状多出现在放疗开始后 1~2 周，包括恶心、呕吐、腹泻、排出黏液便或血样便；累及直肠者伴有里急后重；持久便血可引起缺铁性贫血；痉挛性腹痛常提示小肠受累，乙状结肠镜检查可见黏膜水肿、充血，严重者可有糜烂或溃疡。急性期症状迁延不愈，或放疗结束 6 个月至数年后才开始有显著症状者，均提示病变延续，终将引起纤维化或狭窄；早的可在放疗后 6 个月左右发生，晚的可在 10 年后甚至 30 年后才发生。放射性肠炎根据累及部位又可分为放射性直肠炎、放射性结肠炎、放射性小肠炎。

放射性结直肠炎常出现于照射后 6~18 个月。出现腹泻、便血、黏液便、里急后重、大便变细、进行性便秘或腹痛症状提示肠道发生狭窄。严重的病损与邻近脏器形成瘘管，如直肠阴道瘘，粪便从阴道排出；直肠小肠瘘，可出现食糜混于粪便中排出；也可因肠穿孔引起腹膜炎，腹腔或盆腔脓肿。肠道狭窄和肠襻缠绕可发生肠梗阻。

放射性小肠炎常在放疗期间或放疗结束后短期即出现明显症状，如剧烈腹痛、恶心、呕吐、腹胀、血样腹泻。但晚期表现以消化吸收不良为主，伴有间歇性腹痛、脂肪泻、消瘦、乏力、贫血等。

子宫内膜癌手术和放疗后，无论何时出现何种形式的血尿、便血，都应该及时复诊，排除肿瘤复发，并在医师的指导下给予及时和恰当的处置。

89 子宫内膜癌术后恢复得很好，但自从放疗后就出现左下肢肿胀，而且越来越严重，几乎是右下肢的 2 倍粗，坚硬，难道是肿瘤复发转移了吗？

放疗后出现下肢肿胀，通常是下肢淋巴回流受阻使得淋巴液滞留在下肢淋巴管造成的，医学上称之为淋巴水肿。大部分下肢淋巴水肿发生于放疗后第 1 年，之后逐渐下降，但会持续 20~30 年。

下肢淋巴水肿病因较多，但放疗是其最常见的原因。即使在放疗技术日益改进的今天，患者放疗后下肢淋巴水肿的发生率仍是未行放疗患者的 3 倍。放疗后下肢淋巴水肿的发生率和严重程度差异很大。一般情况下，放疗剂量越大，下肢淋巴水肿的发生率越高；术后 6 周之内开始放疗比 6 周之后开始放疗下肢淋巴水肿增多；术后联合放疗，下肢淋巴水肿的发生率比单纯手术或单纯放疗都高，且水肿出现更早，更稳定持久，可重复性更强。

放疗后下肢淋巴水肿是一个慢性发展的过程，疾病的不同阶段可有不同的临床表现。

（1）下肢水肿：自肢体远端向近侧扩展的慢性进展性无痛性浮肿。多起于大腿，开始只是柔软的凹陷性水肿，随着病情进展，肿胀肢体逐渐增粗、增厚、发硬、表皮粗糙，可累及生殖器官和内脏。

（2）皮肤色泽改变：肤色微红，皮温增高；皮肤日益增厚，出现苔藓样或橘皮样变；疣状增生；逐渐发展呈"象皮腿"外观。

（3）感染：如不及时治疗，会继发感染，引起蜂窝织炎或淋巴管炎，且反复发作，出现局部红肿热痛和全身感染症状。

（4）皮肤溃疡：轻微皮肤损伤后出现难以愈合的溃疡。

（5）恶变：少数淋巴水肿可恶变成淋巴管肉瘤，病死率很高。

子宫内膜癌手术和放疗后发生下肢肿胀，应结合其发生时间、临床表现，鉴别引起肿胀的原因。要注意排除因肿瘤复发转移压迫或侵犯盆腔侧壁静脉血管引起的下肢浮肿。因此，当患者术后或放疗后感觉腿部肿胀越来越严重时，应及时复诊，查明原因。

90 | 怀疑子宫内膜癌复发时，医师如何确诊？

规律的治疗后进行监测随访，有利于早期发现子宫内膜癌复发。

医师常会根据不同的复发部位，采用不同的方法和检查来确诊或排除复发和转移。最终以组织病理学检查来确诊。

当怀疑浅表淋巴结、手术切口、阴道黏膜等浅表转移复发时，可以通过穿刺或切除活检得以确诊。

当出现盆腔包块、腹膜后淋巴结增大、腹腔脏器包块、肺部结节等，怀疑复发或转移时，可借助于 CT、MRI 等影像学检查给予诊断，有条件者可在 B 超或 CT 引导下穿刺活检。

当出现胸腔积液或腹水，则可穿刺抽取液体进行细胞学检查以协助诊断。

对于怀疑骨骼、脑或全身广泛转移的患者，一般可通过 MRI、CT、骨扫描、PET-CT 等影像学检查确诊。

91 | 医师说我的子宫内膜癌复发了，还有救吗？我是不是很快就会死亡呢？

子宫内膜癌总体治疗效果较好，预后佳。但就目前的医疗技术水平而言，复发仍然在所难免。

复发预示着肿瘤进展，预后不良。但并不等于无药可救，更不等于宣判死亡。

子宫内膜癌复发的治疗方法包括手术、放疗、激素治疗、化疗、基因靶向治疗及生物分子制剂治疗，复发病灶的位置和范围、患者的体力状态、初始治疗史、肿瘤组织病理学类型和分级及激素受体情况等因素主要决定了子宫内膜癌复发患者治疗方法的综合选择和个体化治疗方案的制订。

子宫内膜癌治疗后复发，可因肿瘤类型、复发时间、复发部位、复发后是否得到及时的诊断和适宜的治疗，以及复发肿瘤对治疗的敏感性和反应程度，而有不同的预后。总体来讲，复发后仍有 20%~50% 的患者能够再次获得完全缓解和长期生存。

因此，当确诊子宫内膜癌复发后，切不可悲观失望，更不必惊慌失措，应积极寻求和配合治疗。

92 子宫内膜癌术后已经 3 年多了，医师告诉我肿瘤复发了，还能手术切除吗？还是要化疗或放疗？

子宫内膜癌复发多发生于治疗后 3 年内。子宫内膜癌复发的治疗方法包括手术、放疗、激素治疗、化疗、基因靶向治疗及生物分子制剂治疗等。子宫内膜癌复发后治疗应充分体现个体化和人性化原则。治疗方案的制订应当充分考虑复发病灶的位置和范围、患者的体力状态、初始治疗史、肿瘤组织病理学类型和分级、肿瘤细胞激素受体表达情况、患者治疗意愿等。基本原则如下。

（1）复发病灶的位置和范围：对于单个或局部复发，可手术切除者尽量手术切除病灶，术后辅以放化疗等；不能手术者可给予放疗或同步放化疗。对于多个病灶或多处转移，以全身性治疗为主，如化疗、激素治疗、中医药治疗、免疫或靶向治疗。

（2）初始治疗史：手术后复发者优先考虑放疗或同步放化疗。曾有放疗史者，复发后尽量手术切除病灶，术后再辅以化疗等其他辅助治疗。

（3）肿瘤类型和激素受体表达情况：Ⅰ型和激素受体表达阳性的子宫内膜癌，复发后可考虑内分泌治疗，可单用激素，也可与化疗、放疗等联合应用。

（4）全身广泛转移或对放疗、化疗、内分泌治疗反应较差者，应以延缓生命和改善生活质量的对症支持治疗和姑息性治疗为主。不可盲目使用扩大的手术治疗、大剂量化疗及其他强化治疗。

第 7 章

子宫内膜癌患者保留子宫的方法

93 | 我患了子宫内膜癌，但我还年轻，希望再次生育，可以实施保留生育功能的治疗吗？

　　子宫内膜癌患者可以考虑实施保留生育功能的治疗，但要经过全面评估和严格筛选。近年来，子宫内膜癌的发病呈年轻化趋势。年龄<40 岁的女性在子宫内膜癌患者中所占比例已达 15%，其中 70%未生育，且未生育者有增加的趋势。因此，对于年轻未完成生育计划的子宫内膜癌患者，越来越多的学者致力于研究保留生育功能的治疗方法，并出现许多成功的案例。

　　科学研究和临床实践证明，子宫内膜癌是一种比较适合进行保留器官功能治疗的恶性肿瘤，并非所有子宫内膜癌患者均需切除子宫。这是因为育龄期年轻子宫内膜癌患者多为早期，分化程度较高，极少发生肌层浸润，卵巢和输卵管转移的可能性极低，且多数为雌激素依赖型，对孕激素治疗反应较好，预后较好。

经过长期的临床探索和实践，早期子宫内膜癌保留生育功能的治疗发展迅速，成绩显著。对于全面评估后确认肿瘤局限于子宫内膜的早期子宫内膜样腺癌患者，采用以孕激素为主的综合治疗，成功率可达70%~80%，其中30%~50%有生育要求的患者可以成功生育。

94 | 哪些子宫内膜癌患者适合保留生育功能的治疗？

子宫内膜癌保留生育功能的治疗并非适用于所有患者，必须严格把握适应证。目前认为，患者必须符合下列所有标准才能考虑保留生育功能：①年龄≤40岁，原则上不超过45岁。②未完成生育计划，有保留生育功能的强烈愿望；或已经完成生育计划，但强烈要求保留子宫、卵巢等器官及其功能的完整性。③病理类型为子宫内膜样腺癌，其他雌激素依赖型子宫内膜癌若行保留生育功能的治疗需慎重。④病理分化程度为高分化，中分化者需慎重，低分化者决不允许行保留生育功能的治疗。⑤肿瘤局限于子宫内膜，无肌层浸润，无盆腹腔等远处转移，子宫颈没有受到侵犯。⑥孕激素受体表达阳性，适用于孕激素治疗者，如为非孕激素治疗，则孕激素受体表达情况不做特别要求。⑦无孕激素治疗禁忌证（适用于孕激素治疗者）。⑧充分知情并能顺应治疗和随诊。

95 | 子宫内膜癌保留生育功能的治疗有哪些？

子宫内膜癌保留生育功能的治疗的最终目的是去除肿瘤、保留器官、促进生育、防止复发。为达到这一目的，制订治疗方案时需从肿瘤治疗、病因治疗、促孕治疗等多个方面和环节考虑。

针对肿瘤，以孕激素治疗为主，促性腺激素释放激素激动药（gonadotropin-releasing hormone agonist，GnRHa）和保守性手术切除肿瘤正在受到关注。

孕激素治疗子宫内膜癌已有近50年的历史，是子宫内膜癌保守治疗的一线药物，基本原则为大剂量高效孕激素持续给药，可通过口服、注射、宫内缓释等途径实现。临床常用药物和剂量包括：①醋酸甲羟孕酮，每天口服250~1000 mg。②醋酸甲地孕酮，每天口服80~160 mg。③己酸羟孕酮，隔天肌内注射125~250 mg。④左炔诺孕酮宫内缓释系统，宫内持续放置。孕激素治疗可以单用，也可以与其他治疗方法联合或序贯应用。目前，左炔诺孕酮宫内缓释系统在子宫内膜癌保留生育功能的治疗中的价值受到了越来越多的关注，其优势包括：①直接作用于肿瘤，血浆浓度极低，全身不良反应少。②无肝首关效应，孕激素生物利用度高，保障治疗效果。③孕激素恒定释放至子宫腔，没有漏服、误服现象，患者依从性高。④不影响卵巢功能。⑤取环后恢复生育无延迟，生育功能影响小。⑥有效作用时间长达 5 年，经济实用。

GnRHa 单用作用有限，常需要联合孕激素和病灶切除治疗。临床常用药物和剂量包括：①醋酸戈舍瑞林，3.6 mg，每 28 天 1 次，皮下注射。②醋酸亮丙瑞林，3.75 mg，每 28 天 1 次，皮下注射。③曲普瑞林，3.75 mg，每 28 天 1 次，肌内注射。

宫腔镜直视下切除肿瘤病灶，可以减少肿瘤负荷，提高左炔诺孕酮宫内缓释系统的疗效，缩短治疗时间。适用于局限性或孤立性病灶，尤其病灶呈息肉型者。常需与孕激素（口服）、左炔诺孕酮宫内缓释系统、GnRHa 等联合应用。该方法有望拓展保守治疗的适应证（浅肌层浸润），值得继续尝试。

为提高疗效，临床上对子宫内膜癌实施保留生育功能的治疗时，往往还会针对多囊卵巢综合征、胰岛素抵抗、雌激素合成等病因给予治疗，包括行为治疗及二甲双胍、来曲唑、他莫昔芬等药物治疗。

96 | 孕激素治疗会有哪些不良反应？如何处置？

子宫内膜癌保留生育功能的治疗中，孕激素以口服为主，虽然疗效确切，但不良反应明显。肌内注射孕激素制剂虽然避免了口服给药的一些不良反应，但疼痛明显且极不方便。目前，左炔诺孕酮宫内缓释系统在子宫内膜癌保留生育功能治疗中的价值受到了越来越多的关注（表7-1）。

表7-1 孕激素不同给药途径不良反应的对比

不良反应	口服	肌内注射	左炔诺孕酮宫内缓释系统
水钠潴留	++	–	–
体重增加	++	–	–
肝功能损伤	+	–	–
血栓栓塞形成	+	–	–
消化道反应	++	–	–
异常子宫出血	+/–	+/–	+/–
疼痛	–	+	–
生物利用度	低	较高	高

注：+. 表示有；–. 表示没有

97 子宫内膜癌保守治疗的过程中如何监测病情，效果不好者该怎样处理？

子宫内膜癌保守治疗一般需 8~12 周才能出现明显反应，而达到完全缓解的时间则因肿瘤类型、肿瘤负荷、药物种类、药物剂量、给药途径、个体反应等不同而有所差异。

初始治疗期间，强调每 3 个月 1 次子宫内膜病理学检查，首选宫腔镜直视下定位活检，以提高准确性，并减少内膜损伤。

完全缓解后的维持治疗，强调每 3~6 个月 1 次子宫内膜活检病理学检查，连续 2~3 次完全缓解后，可延长间隔至 6~12 个月。期间以无创经阴道超声检查监测子宫内膜厚度。

子宫内膜癌保守治疗总体有效率约为 70%。一般来讲，约 50% 的患者在治疗开始后 6 个月左右达到完全缓解，其余患者将在治疗开始后 9 个月内达到完全缓解。也有治疗达 12 个月甚至更长时间才缓解的病例报道。

医师建议，超过 6 个月尚未能完全缓解者，只要病理提示有部分缓解，则可继续原方案治疗 3 个月。如果超过 9 个月没能达到完全缓解，但部分缓解仍然肯定，则建议调整或更改治疗方案，如联合多种药物、多途径给药等，再给予保守治疗 3 个月。如果超过 12 个月未达到完全缓解，或在治疗过程中任何时候出现肿瘤进展的证据，则不应盲目期待，而应及时沟通，按照子宫内膜癌手术病理分期的要求，完成标准的手术治疗。

98 | 子宫内膜癌保留生育功能的治疗完全缓解后如何管理妊娠和分娩？

子宫内膜癌保守治疗的总体有效率为 50%~70%，但患者妊娠率较低，只有 20%~50%，而且有一定的妊娠并发症风险，如流产、早产等。

一般来讲，连续 2 次病理完全缓解后可考虑妊娠。治疗前未合并不孕症者可尝试期待 3~6 个月自然受孕。但若治疗前已存在不孕症，则应积极考虑辅助生殖技术助孕。辅助生殖技术并不影响预后，而且体外受精使用的药物并不增加子宫内膜癌的复发风险，助孕药物尚无母胎不良反应的报道。

子宫内膜癌保守治疗后成功妊娠者可适当放宽剖宫产适应证，其分娩方式和正常妊娠的分娩方式选择原则相同。但由于胎儿珍贵，而且进行剖宫产的同时可评估肿瘤情况，故剖宫产指征可适当放宽，特别是通过辅助生殖技术获得妊娠或怀疑有肿瘤复发与转移者，以剖宫产终止妊娠为宜。

行剖宫产分娩者，医师在术中将进行盆腹腔脏器的评估，包括仔细探查卵巢、留取腹腔冲洗液、盆腔和主动脉旁淋巴结取样及任何可疑病灶的活检，如证实肿瘤复发和转移，应按子宫内膜癌的诊疗规范行全面分期手术治疗，术后根据手术病理分期决定是否补充放化疗。

子宫内膜癌保守治疗后，复发风险相对较高。因此，对于未能如期妊娠者，期间应按维持治疗阶段的间隔和方法进行监测。

99 子宫内膜癌保守治疗成功并完成生育者如何进行后续的治疗和管理？

因孕激素治疗后或完成生育后有肿瘤复发的风险，从安全角度考虑，多数专家认为，子宫内膜癌治疗成功和完成生育后应常规建议患者接受子宫和双侧附件切除或子宫内膜癌分期手术。但从肿瘤治疗的个体化原则和人文关怀的角度考虑，年轻子宫内膜癌患者完成生育后是否常规切除子宫和卵巢应该结合患者的年龄和意愿、肿瘤复发和转移的风险、复发后再次治疗的疗效和利弊等综合评估。如子宫内膜癌患者为经阴道分娩，产后 6 周应进行诊断性刮宫，最好在宫腔镜直视下进行，以评估子宫内膜的状态。如子宫内膜癌患者为剖宫产，则建议术中留取腹腔冲洗液，对盆腔和主动脉旁淋巴结进行详细的探查和取样，并对任何可疑病灶进行活检。对于暂不愿行手术治疗者，建议放置含孕激素的宫内节育器（左炔诺孕酮宫内缓释系统），也可口服短效避孕药，或每 12 周肌内注射醋酸甲羟孕酮 150 mg，期间可通过经阴道彩色多普勒超声评估子宫内膜状况，并每 6~12 个月进行 1 次宫腔镜检查和子宫内膜活检以便发现早期复发病例，这样并不影响患者的最终治疗效果，但对于维持患者的器官完整性和身心健康却大有裨益。

100 子宫内膜癌保守治疗后复发者是否必须切除子宫，还可以再次保守治疗吗？

对于初始治疗有效后复发的患者，继续孕酮治疗仍然有效。接受保守治疗的子宫内膜癌患者的复发率一直在 30%~40%，中位复发时间为 15 个月（4~66 个月），意味着有相当一部分患者会在疾病缓解后不久，还未完成生育就会复发。

有数据显示，子宫内膜癌复发后孕酮治疗仍然有效。Perri 等的研究纳入 27 例子宫内膜癌患者，24 例初始治疗有效的患者中有 15 例在第 1 次孕酮治疗后复发，这其中有 11 例继续孕酮治疗仍然有效，并有 3 例妊娠。另外，Park 等的研究发现，33 例初始治疗有效的患者复发后再次行孕酮治疗，5 例患者共生育了 6 个健康的婴儿，并且在随后 51 个月的随访中，没有 1 例死于子宫内膜癌。

但应注意，子宫内膜癌复发患者再次保守治疗前，应按初始治疗前评估要求进行全面评估，并强调宫腔镜、腹腔镜、MRI 联合评估。

子宫内膜癌 100 问

附录

相关信息搜索网站

在互联网中，有大量的网站为患者提供关于子宫内膜癌的资讯。如使用各种不同搜索引擎搜索"给患者子宫内膜癌的资料"，在不到 1 秒内可取得上百万的搜索结果。谷歌、Bing 和雅虎都是非专业人士经常用来搜索资讯的网站，但仅通过这些网站获取子宫内膜癌的相关知识十分困难。下面笔者列出了一些有用的英文和中文相关网站，方便读者在有限的时间内从这些网站上找到自己需要的信息。

1. 英文相关网站

（1）维基百科——子宫内膜癌

https：//en.wikipedia.org/wiki/Endometrial_ cancer

（2）美国国立癌症研究所官网——子宫癌

https：//www.cancer.gov/types/uterine

（3）美国健康与社会服务部 OFFICE ON WOMEN'S HEALTH 官网——子宫内膜癌

https：//www.womenshealth.gov/cancer/uterine-cancer

（4）MedicineNet 官网——子宫内膜癌

http：//www.medicinenet.com/uterine_ cancer/article.htm

（5）威科集团 UpToDate——子宫内膜癌

http：//www.uptodate.com/contents/search?sp=3&source =USER_ PREF&search = endometrial + carcinoma&searchType = PLAIN_ TEXT

（6）INTUITIVE 官网——子宫切除术治疗子宫癌

http：//davincisurgery.com/da-vinci-gynecology/hysterectomy_cancer.php

（7）美国国立医学图书馆 MedicinePlus 官网——子宫癌

https：//medlineplus.gov/uterinecancer.html

（8）CANCERCARE 官网——子宫癌

https：//www.cancercare.org/diagnosis/uterine_ cancer

（9）美国德州大学 MD 安德森癌症中心官网——子宫癌

https：//www.mdanderson.org/cancer-types/uterine-cancer.html

（10）美国国立癌症研究所官网——子宫内膜癌的治疗

https：//www. cancer. gov/types/uterine/patient/endometrial-treatment-pdq

2. 中文相关网站

（1）CNKI 学问——子宫内膜癌

http：//xuewen. cnki. net/searchentry. aspx? key =% E5% AD%90%E5%AE%AB%E5%86%85%E8%86%9C%E7%99%8C

（2）百度百科——子宫内膜癌

https：//baike. baidu. com/item/% E5% AD% 90% E5% AE%

AB%E5%86%85%E8%86%9C%E7%99%8C/2039

（3）新浪健康——子宫内膜癌

http://health.sina.com.cn/disease/ku/00645/